U0100745

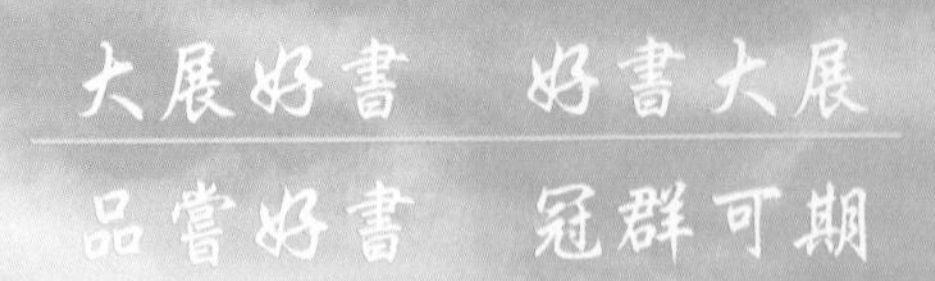
大展好書　好書大展
品嘗好書　冠群可期

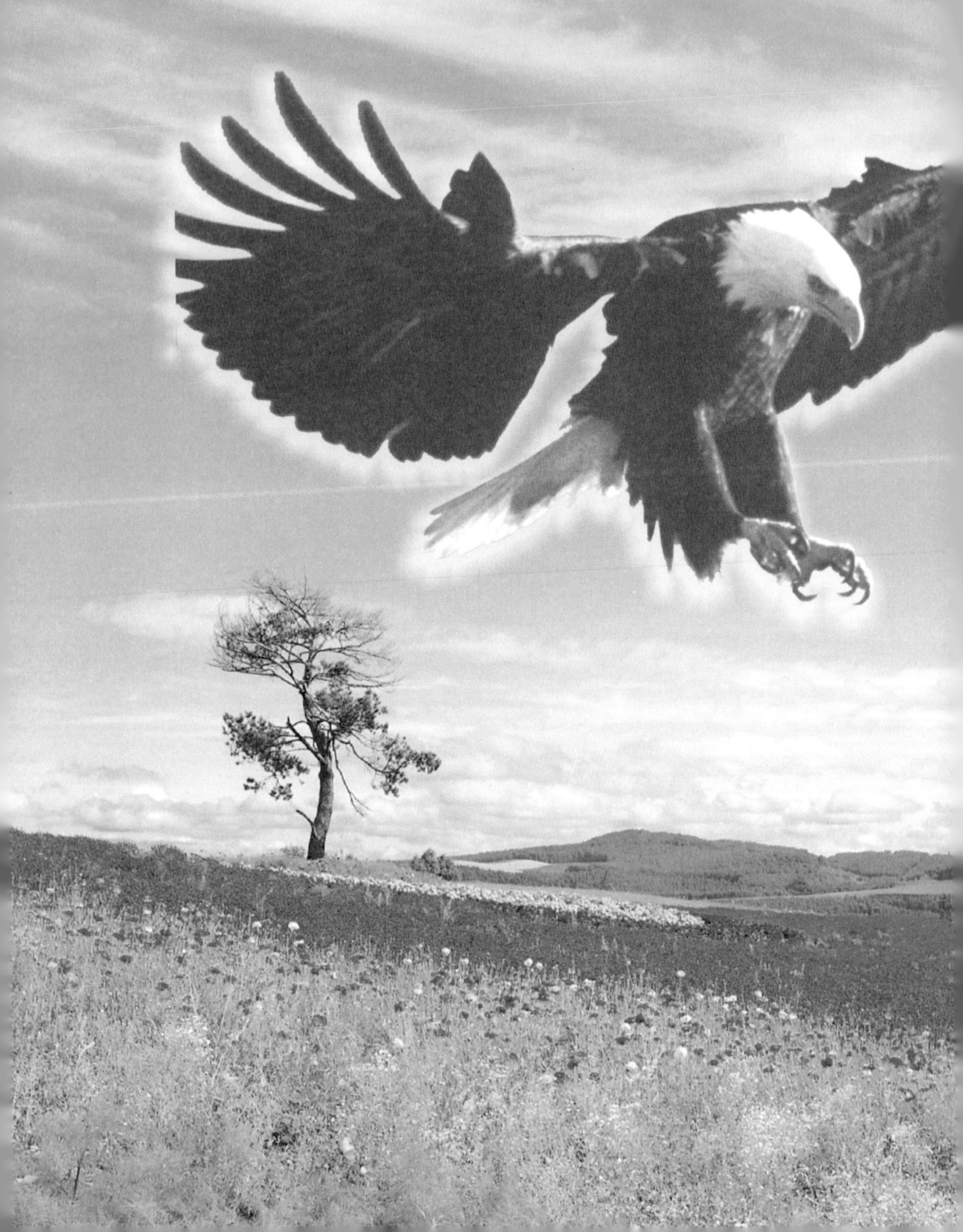

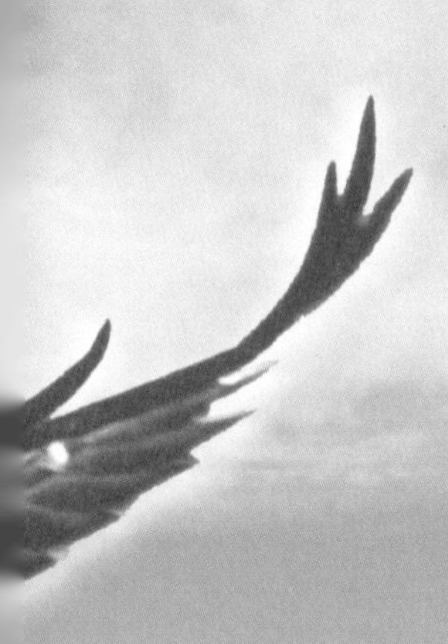

大展好書　好書大展

品嘗好書　冠群可期

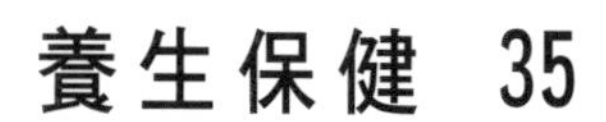
養生保健 35

通靈功<1>
養生祛病及入門功法

＜附影音光碟＞

劉金勝　著

大展出版社有限公司

前　言

我行醫二十多年，接觸了成千上萬的患者，有人得了不治之症竟然可以痊癒，有人因爲暫時不能治癒的疾病，成天擔心害怕，懷疑自己的病情越來越嚴重，怕丟掉性命，結果眞的沒有命了，爲什麼呢？我在行醫過程中，發現了一個道理，就是意識的重要性。意識可以調動潛意識，潛意識透過資訊，來調整人體生物資訊場，使人的身體產生變化，良好的意識可以對身體起到積極的作用，可以調節身體的陰陽，使身體的生物資訊場更加有序化，達到穩定情緒，袪除煩惱，健身開智，防病治病的作用。

如果經常出現恐懼、憂愁、煩惱等意識狀態，那麼就可以造成身體的生物資訊場紊亂、無序化，出現陰陽失調，體質下降，神經衰弱，使原有的疾病加重或者可能增加新的疾病。

我認爲，天下沒有治不了的疾病。那麼，爲什麼還有很多疾病治療不了呢？因爲沒有找到方法。常言講：「一把鑰匙開一把鎖」。如果找對了鑰匙就能打開鎖。宇宙中陰陽對立統一，沒有獨立存在的一方，如果疾病爲陰，治療的方法就爲陽，找了陽就能制約陰，陰陽合和，疾病就被治療好了。所以，如果找到了治療的方法，就沒有治不了的病。那麼，怎樣才能

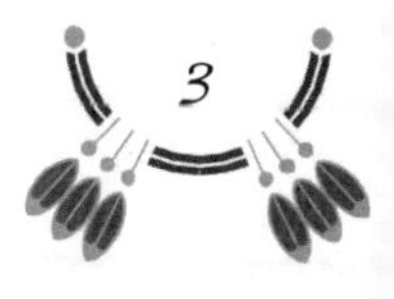

找到方法呢？我可以肯定的說，從自身找就是最好的方法之一。

我希望讀者能明白一個道理，就是我們的身體在宇宙中有形有質，為陰，我們的身體對應方面就是自己的生物場，為陽。調整生物場就是治療生命本體最行之有效的方法，它就是治療疾病的鑰匙。那麼，如何調整生物場呢？主要的方法就是透過冥想以及與冥想有關的身體姿勢、形態來調動潛意識，潛意識透過資訊給你的生命資訊場（生物場）發出指令，從而調整好你的身體。

通靈功就是行之有效的，最捷徑的方法之一，如果你認眞的按要求去做，我相信你很快會有所感覺，並有可能出現奇跡。通靈功既可以治病，又可以防病、健身，使人容貌年輕、氣質高雅，並能增強體質、強壯身體，使你心情愉快，精神飽滿，以旺盛的精力迎接社會的挑戰，創造人生價值，享受美好生活！大家都來修習通靈功吧！願《通靈功》一書的問世能為讀者帶來實實在在的好處。

通靈功源於古《通靈丹經》，本書為作者多年修習《通靈丹經》的體會、經驗、心得與古《通靈丹經》中的部分內容匯集而編寫，不足之處敬請諒解並不吝賜教，本人將非常感謝！

作者：劉金勝

電子信箱：tonglinggong@hotmail.com

於 2007 年 6 月 20 日

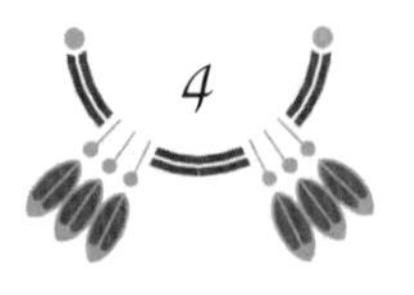

目　錄

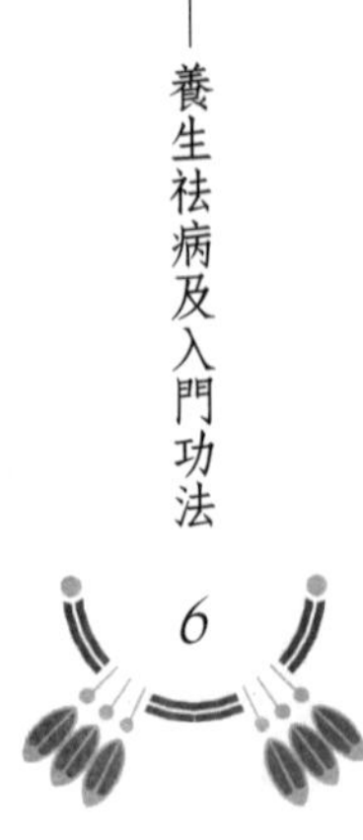

附 録

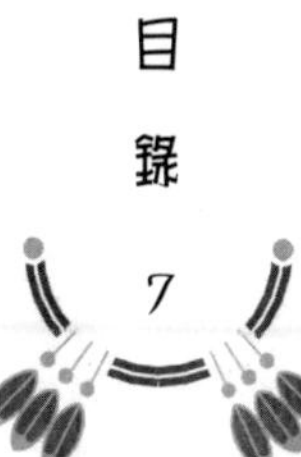

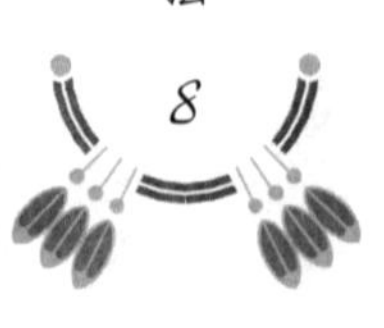

第一章

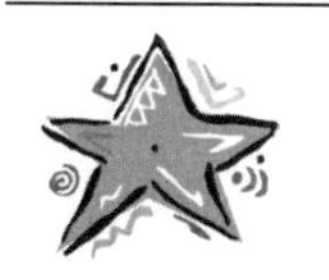

概述

(一)關於通靈功

通靈功源於《通靈丹經》，我認為《通靈丹經》的基礎理論是《道德經》，《道德經》的作者是春秋時楚國人，叫李耳，人們尊稱老子，相傳在他二百歲時，西出函谷關，不知去向，有人說他已經得道成仙。

什麼是《通靈丹經》？所謂《通靈丹經》的「通」，就是修行的方法與管道。「靈」就是兩界空間相交的靈界狀態，它可以化生各種空間。「丹」是運化兩界空間的特性能量，它亦無後天的物質形態，又無先天的空無，它介於兩者之間。「經」就是記載修行方法的著作。《通靈丹經》就是記載用什麼樣的方法修行空間能量，進而達到把握陰陽運化的能力，以修成正果，得道成仙的著作。

《通靈丹經》分為內丹修行、養生、祛病、符籙等，其最終目的是長生不老，得道成仙。養生祛病是養命立命之根，內丹修行是修元神，至陽神離體而入

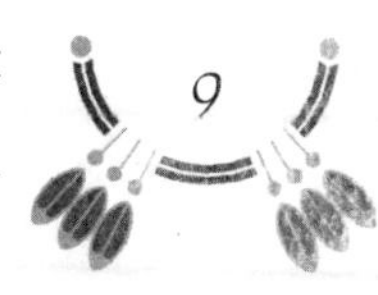

長生之道，符籙是助人之術，修練時有時也要應用。

《通靈丹經》據傳說是漢朝紫微真人得道成仙後，留下修行真經名為《通靈丹經》，至此代代相傳，傳至筆者時已五十五代，由茅山上清派塵空道長所授，八十年代末至九十年代後期，筆者奉師命傳播《通靈丹經》中部分內容，主要是養生祛病方面的，也有部分丹道修行方面的。

為了使人們能更好的理解《通靈丹經》，也為了適應當時社會形勢的需要，《通靈丹經》由筆者更名為通靈氣功，簡稱通靈功，其實《通靈丹經》本來也應該屬於是中華民族氣功體系的一種，只是比較高深玄奧，世代單傳，在筆者之前沒有人在社會上推廣，但是經實踐證明，它的養生祛病效果獨特，有時可以說是很神奇。

修習通靈功，將把人們帶入一種新的生活，新的境界，不僅可以強身治病，延年益壽，開發人體潛能，而且還可以提高思想覺悟，陶冶性情，有益於整個社會的進步，在通靈的境界裏，七情六慾不是沒有了，而是得到了美和善的淨化，愛心已超出私慾和自我，擴大到整個世界。

本書刊登的是通靈功中以養生祛病為主的部分內容，如讀者有其他要求，可與筆者聯繫。

(二)修習通靈功的基本要素

通靈功的基本要素是修習通靈功成果的基本保

證，「沒有磚瓦蓋不起高樓」，所以，我們要選好磚找好料，才能保證大樓的品質，並且越蓋越高。

通靈功的基本要素有三個方面：

1. 調整意識

A. 消除情緒：想到把煩惱、憂愁、怒氣消除。

B. 寬容：心平氣和，容天下難容之事，想到所有的積怨全部化解，寬己待人。

C. 和諧：想到周遭的環境充滿大自然的美好，一切都是有序的和諧相形。

D. 愛：我愛世人，世人愛我，有捨就有得，捨出了愛心，得到了喜悅。

E. 奉獻：「心底無私天地寬」。想到奉獻社會，也一定能得到社會的福報。

F. 誠摯：想到尊重古代賢哲們創造的強身治病的方法，我們受益了，我們要感謝。

G. 充滿活力：想到全身每個細胞每個毛孔都在煥發活力。

H. 精神集中：全神貫注地認真修習，一定會達到你的目地。

2. 調整身體

全身要放鬆，鬆而不散。如感覺不能放鬆就雙手向上推，雙腿、腰部向下用力，雙手向上推動極限，如此三次。（如圖1－4）

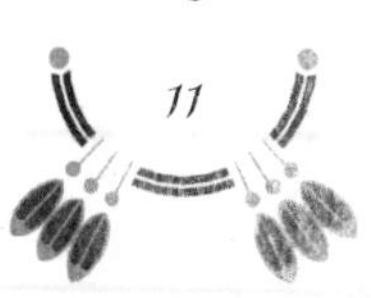

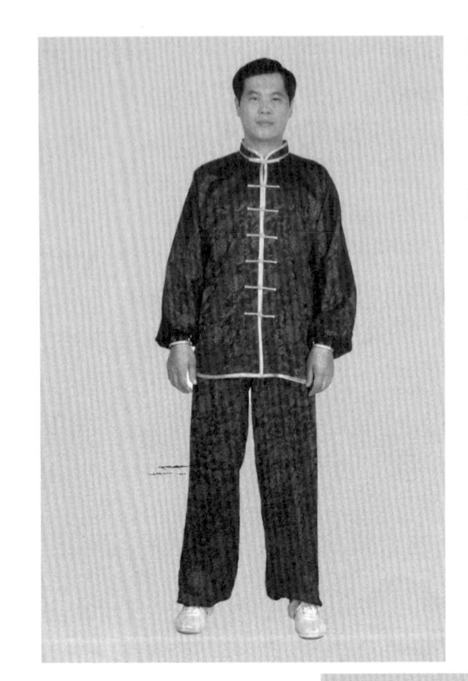

圖 1：
全身挺直，
自然站立，
雙手下垂，
目視前方，
自然呼吸。

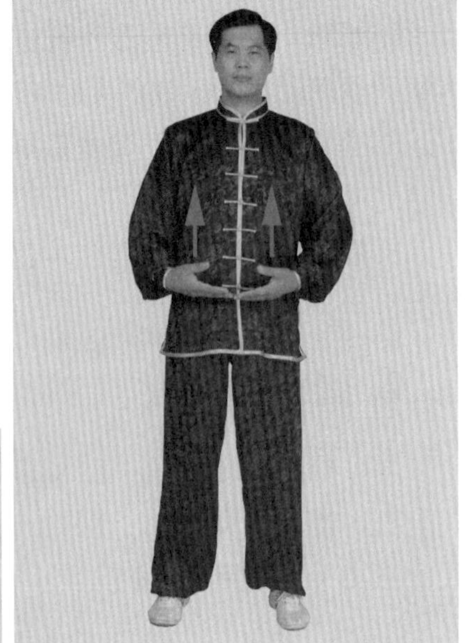

圖 2：

雙手由兩側向內抬起，掌心向上。

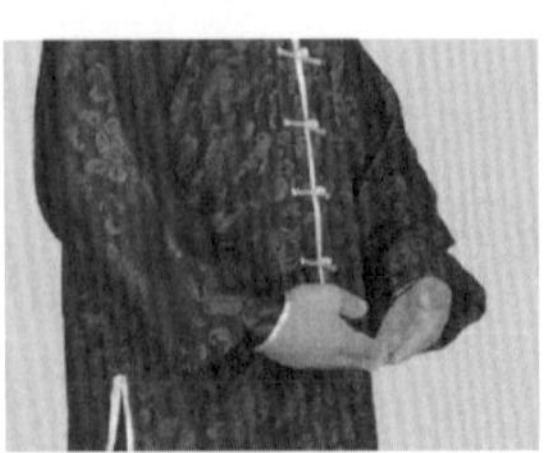

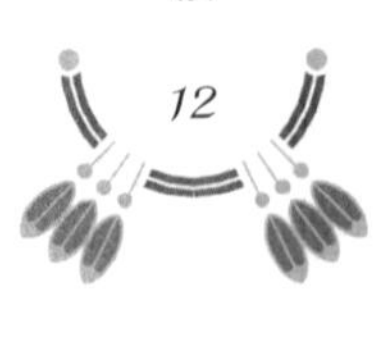

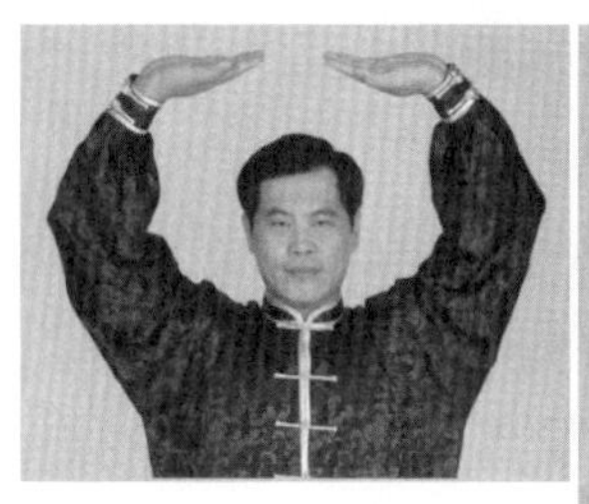

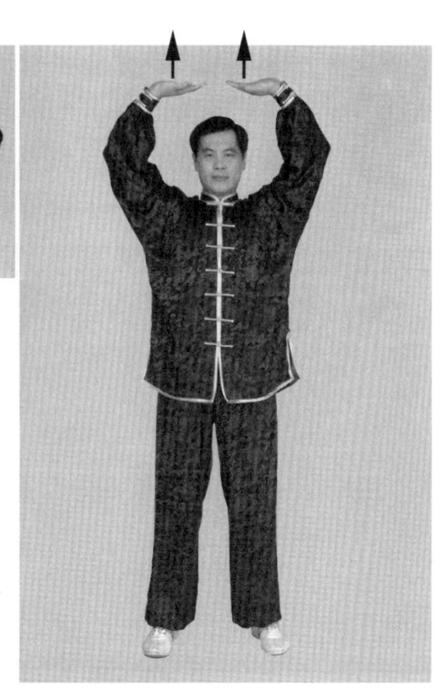

圖3：

翻掌，掌心向上，雙手向頭頂上方推出。

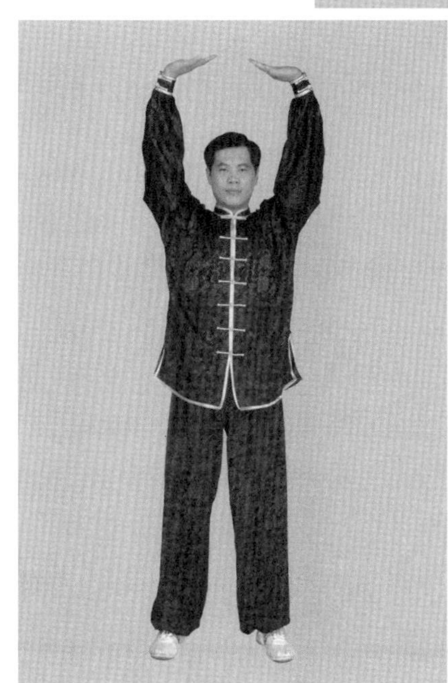

圖4：

雙手推至極處，同時雙腳及腰部向下用力。

雙手分開再向左右推出，雙肩跟隨用力，如此三次即可全身放鬆。（如圖5—8）

習練通靈功的動作以自然為主，不要求特別用力氣，不要求達到一個統一的嚴格標準，所謂「法無定法，非法法也」。它主要是修習內容與身體外在的自然統一，使身心達到一個美好的境界，所以，身體姿勢要自然，用意不用力，意到則氣到。

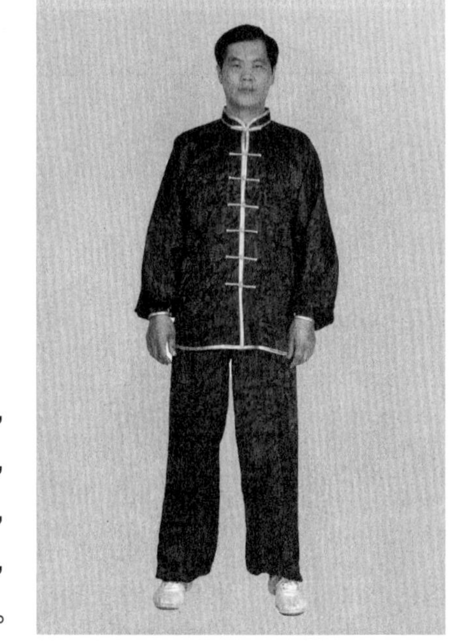

圖5：
全身挺直，
自然站立，
雙手下垂，
目視前方，
自然呼吸。

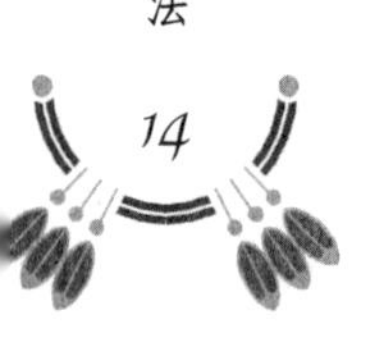

圖6：

雙手由兩側抬起，
掌心向下。

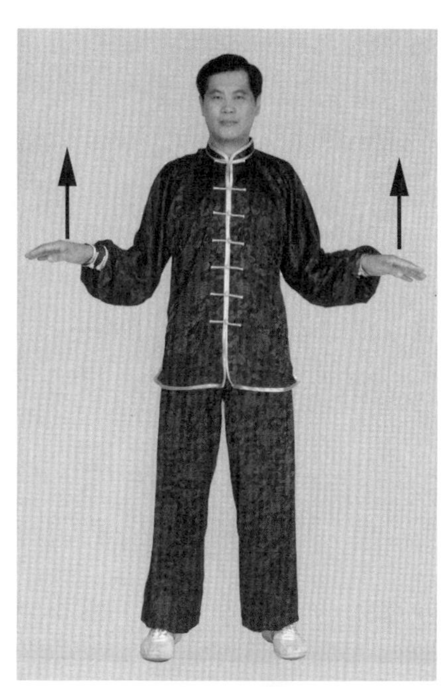

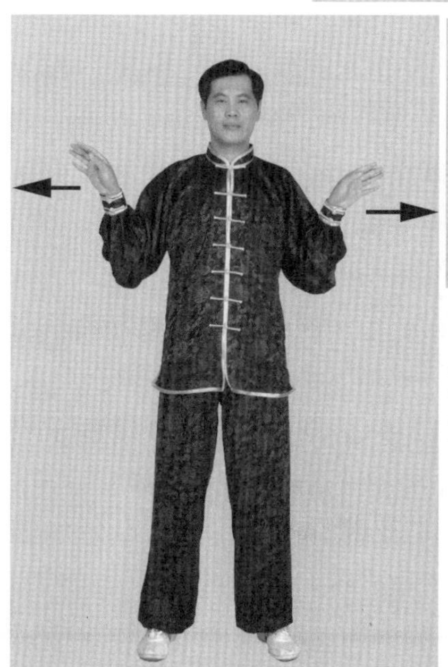

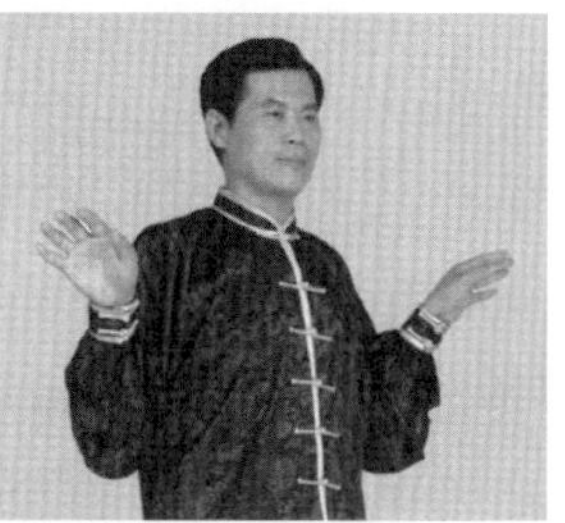

圖7：

雙手抬至肩部，
掌心向外。

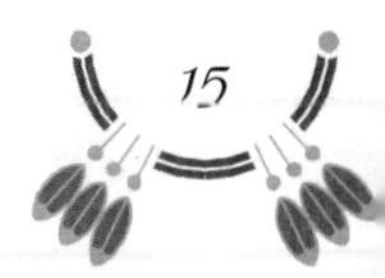

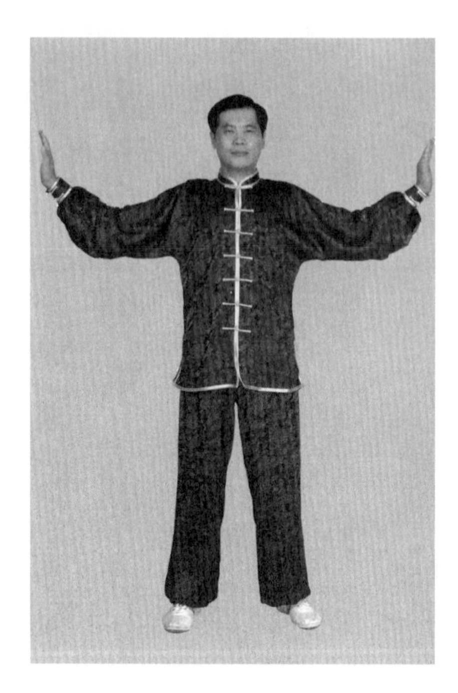

圖 8：

雙手向兩側推出，雙肩同時向兩側用力。

3. 調整呼吸

做通靈功之前，最好要先吐出濁氣，吸進新鮮空氣，所謂「吐故納新」。鼻吸氣，使腹部凸起，再用口呼出濁氣，同時小腹用力下凹，一吸一呼為一遍總計三遍。（初時小腹不能用力做出凸凹沒關係，習練日久自然就可達到。）

調整呼吸之後，正式練習時，要以自然呼吸為主，除非有特別要求，才可以改變。

4. 調整身體生物場

雙手拉開，掌心相對，再合攏，邊開合邊體會雙手掌心與生物場的變化，一開一合為一次，做 5 次以上。（如圖 9—13）

這樣有利於全身生物場的調整，使它有序化，修習通靈功效果會更好。一般情況下，在練習開合一星期之內，多數人開合時，雙手會產生麻、脹、熱、涼風等氣的感覺，或雙手間產生壓力及張力等現象，這是正常的有益於身體的氣的效應。亦可在方便的時候（坐、臥、站立、散步是皆可），隨時推拉、開合來調整生物資訊場。

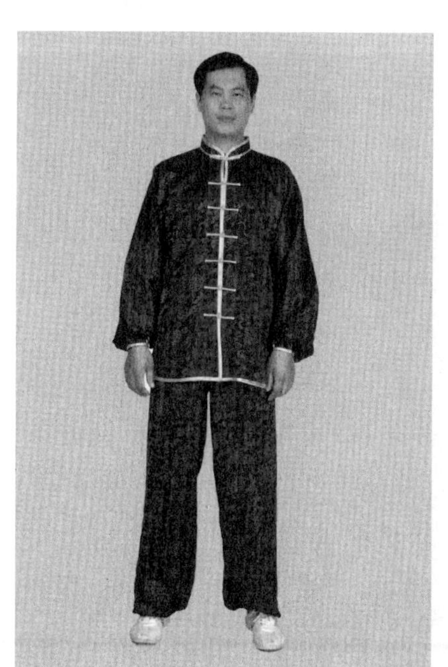

圖 9：

全身挺直，自然站立，雙手下垂，目視前方或微閉雙眼。

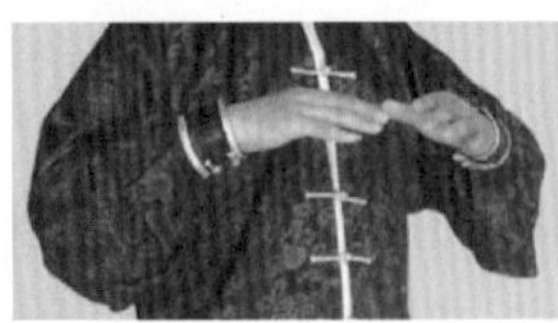

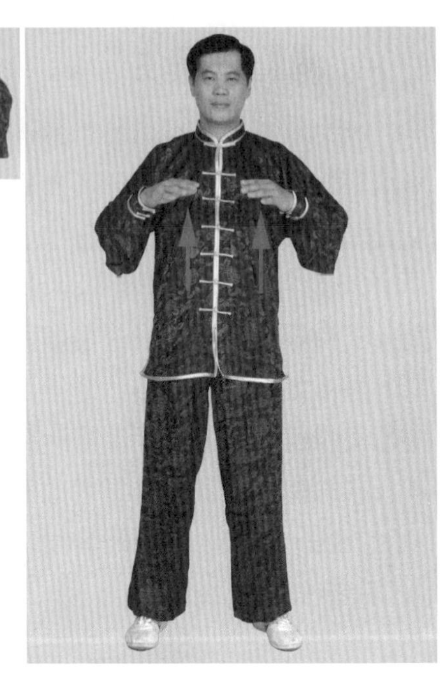

圖 10：

雙手由兩側抬起，至於胸部。

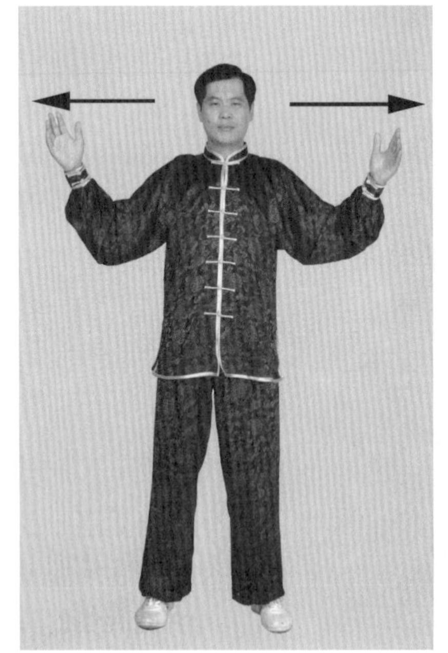

圖 11：

雙手向兩側拉開。

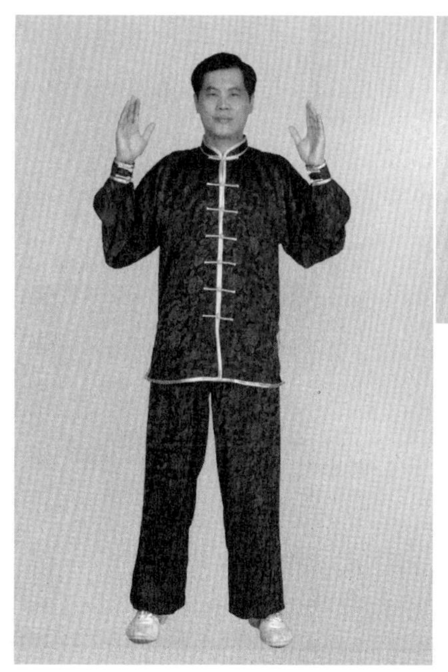

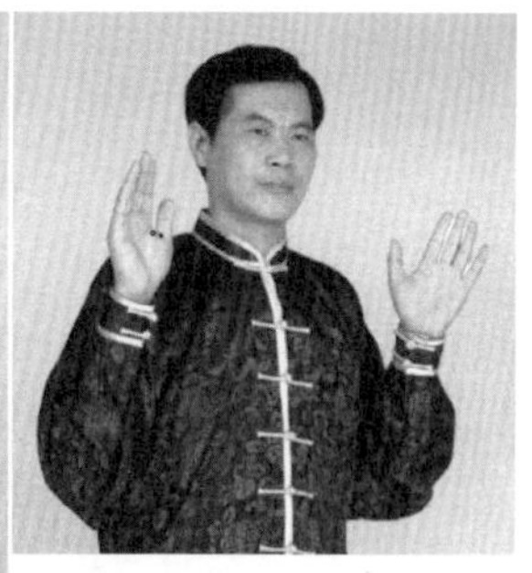

圖 12：
雙手向內合攏，
掌心相對。

圖 13：
雙手向內推至胸部。

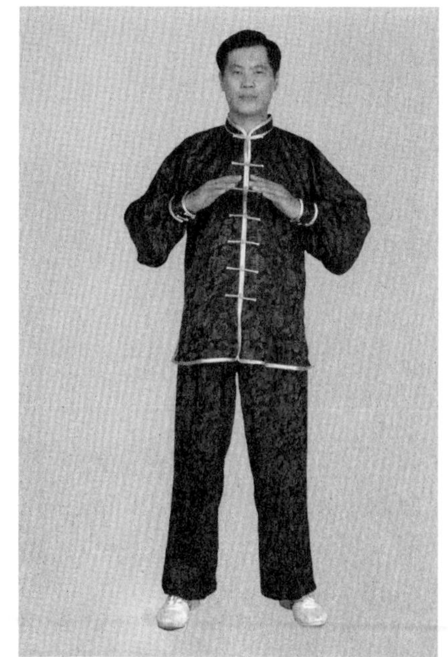

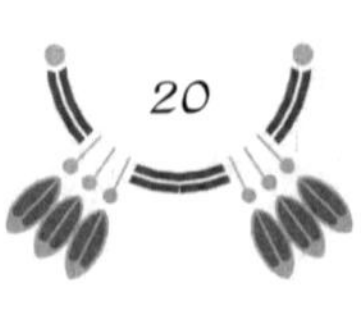

第二章

通靈功基礎理論

通靈功就是讓人們由冥想配合一定的身體形態或動作，調動潛意識，改變生物資訊場，調整內臟器官的功能，與宇宙大自然更好地溶合統一，進而達到強身治病、開智，享受美好人生的目的。

(一) 關於潛意識

1. 潛意識

潛意識是人的思維處於似有似無或像似無意識（下意識）中出現的，我們把這種似有似無及像似無意識狀態稱為「空」或「靈」，也可以稱做「靈感」。我們把意識稱為顯意識（主觀意識），顯意識在一定的條件下，可以調動潛意識。如果顯意識經過訓練，就能更好的指揮潛意識，發揮潛意識的作用。潛意識在顯意識處在似有似無或在睡覺時、似睡非睡時，更能顯現出來。

每個人都有潛意識，潛意識是人類內心深處的寶庫，它蘊含著無窮的智慧。你的成功與失敗、所作所為都與它有著直接的關係。只要你能充分地利用它，你就可以擁有一個健康的身體，過上美好的生活。但大多數人並不瞭解潛意識，不懂得如何應用它，出現了潛意識後並不完全相信它，以至錯失良機、荒廢光陰，消沉至暮年。

在身體方面，潛意識顯得更加重要，如果加以利用，它可以加快促進身體的康復，得病後會很快痊癒。一個得了絕症的人，當他知道自己的病情後，會有些什麼反應呢？

第一種人是恐懼害怕，沒有生存的自信，意志馬上消沉下來，這種人存活的時間很短。因為他給潛意識的指示是害怕，認為活不了多長時間了，那麼，潛意識也就隨之而消沉，身體便進入了惡性循環。

第二種類型的人是內心坦蕩，積極與疾病做抗爭，並尋找救命的方法、良醫、良藥、加強鍛鍊身體、修習氣功或運用高科技的手段等增強抗病能力。

很顯然第二種類型與第一種類型比較，存活的時間一定會長些，或許還能戰勝疾病，達到康復、痊癒。第一種類型的人是生存的失敗者，沒有意志力，不知道自己潛意識的作用。第二種類型的人有堅強的意志，有美好生活的嚮往，在這種信念的引導下，可在無意識中調動起潛意識，潛意識便能自動調整身體的生物場，外加配合各種方法治療，就可能痊癒了。

還有一種很少有人知道的情況，就是鍛鍊潛意識直接治病。在國外，有一個年輕人得了腦瘤，很嚴重，已經不能手術了。但他並沒有灰心，每天都處在

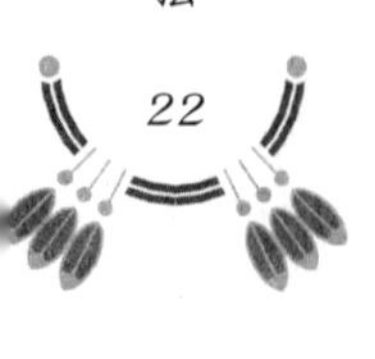

一個意識的境界中———想像與大腦中的非正常細胞作抗爭，結果他順利地度過了醫生所預測的死亡期，自覺沒事了，到醫院再檢查，腦瘤也沒了。

同樣的道理，我發現信仰宗教也能調動潛意識治病。1995 年我經過長春市五馬路的天主教堂，看到很多人，就去湊一下熱鬧，順便瞭解一下宗教方面有關的知識，當進了教堂之後，我聽到很多教徒爭先恐後地發言，有人說，禱告使他媽媽由癱瘓到能起來走路；有人說，她鄰居的小孩雙目失明，禱告之後他便能看到東西了；還有人說，她的心臟病因禱告而痊癒了。我感覺到很神奇，繼而一想，他們就是由虔誠的信仰，也就是一種信念，調動了自身的潛意識。其實，都是自我的潛意識幫助他們治好了疾病的。後來我看到一些病人就告訴他（她）：「你的信念就是治療疾病的鑰匙」。

可見一個人的意識有多麼重要。意識是可以有助於生存的長久或生命的延續的。如果明白了這個道理。我們就應樹立一個堅定的信念，那就是調動潛意識，去迎接疾病的挑戰，創造更加美好的明天。

在歷史的長河中，有很多人都是處在潛意識（靈感）的狀態下，得到了啟發，發明了很多推動歷史進步的東西。

如德國化學家克固雷有一個長期困擾他的問題，就是化合物苯分子結構的模式。他每天每夜都在想，絞盡了腦汁，終於有一天，他做了一個夢，夢見那些苯分子四處跳動，忽然變成一條蛇，咬著自己的尾

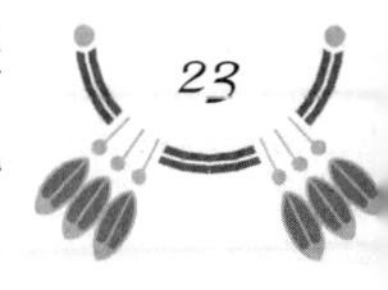

巴。克固雷醒來以後，覺得自己如同被給雷擊過了一樣，忽然領悟出苯分子的結構原來是環型的。他這一發現，在科學上做出了巨大的貢獻。同樣，俄羅斯化學家門捷列夫的化學元素週期表也是這麼發明的。

人的顯意識與潛意識在睡眠中的關係是這樣的：在睡覺中顯意識停止活動，而潛意識還在繼續進行活動，只是沒有了顯意識的固定思維模式。

我以前上學時，有很長一段時間，就是靠的潛意識夜間活動，給我解決了很多難題，到早晨醒來的時候，清清楚楚的記得夢中的題解，拿筆寫下即可。如果早晨醒來記不住的夢，就不要再回憶它，因為那是各種資訊交雜在一起的反應，不是真實的潛意識活動。而潛意識是處在似睡非睡，似醒非醒的睡夢狀態中，能夠清楚地記起的。

潛意識對智力有著神奇的幫助。我上學的時候，可以說每天都經常處於潛意識活動的狀態中，經常有各種稀奇古怪的問題清楚地在腦海中解開。當看到別人做一件很繁雜的事情，心裏便想：「哎，真笨，這麼簡單的事情做起來卻這麼複雜。」開學以後，當看到新發的課本，幾天翻過，看過了就都懂了，而且看過的內容過目不忘。

我還能做到這一點：幾年前的幾日幾時與誰談話的內容，上一句說的是什麼，下一句說的是什麼，幾年後每句話都能記得清清楚楚，碰到了與之談話的人，還能接著以前的話繼續敘談，知道的人都說：「你記憶力真好，神了。」

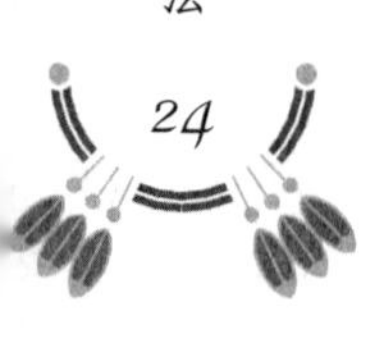

上小學的時候，學習就跟玩玩具一樣，有興趣學一下就都懂了，而且成績特別好，下一年分班的時候被分到尖子班。《水滸》、《三國演義》、《聊齋》、《西遊記》等等很多名著，都是我在小學的時候就已經看過了，而且看的很多還是繁體字版本。

那麼，怎麼才能讓潛意識釋放能量，產生難以置信的神奇力量，使生活更豐富多彩，身體更健康，生命更有意義呢？

重要的有兩個方面：第一個方面在你的心中（也就是你的主觀意識）堅決的承認它，相信它，認為它能帶來神奇。第二個方面，是具體的鍛鍊方法，以便於主動地掌握潛意識，調動潛意識。

鍛鍊方法也有二個方面：一是由單純的冥想使潛意識容易出現活動的狀態。如練習八卦養生冥想法，蓮花養心法，冥想開智法等。二是以具體的身體動作加上冥想，達到鍛鍊顯意識引導潛意識活動的方法。如練習冥想祛病養生操等。

2. 鍛鍊潛意識冥想力應具有的狀態

首先，你要相信潛意識能為你帶來幸福，深深地相信，拋開一切其他不利的雜念，達到一種全身心的忘我狀態。只有處在這種冥冥中，似有似無的空靈狀態下，才能更好地煥發出潛意識的能量。

人是承天地的靈氣應運而生的，處於天地之間。天為陽、為空、為虛、為表、為無；地為陰、為有、為實、為裏。一切事物都有陰陽，陰陽既對立又統

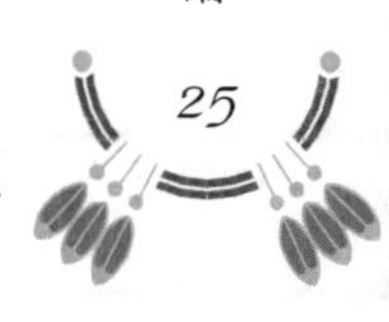

一。

人也是陰陽的統一體，受天地靈氣，那麼，人的狀態如果處於有無與虛實之間，即可接受外界陰陽之靈氣。人處在忘我的狀態為陽，而身體本是客觀存在的為陰，那麼，這時你的整體就處在靈的狀態中，你的潛意識就能非常活躍，如果在這時想要做些什麼事情，成功的可能性就會非常高，當然如果你處在這個狀態時要輕輕想到「一定成功」！

顯意識和潛意識互為陰陽，兩者不可分割。顯意識可以指揮潛意識做一些事情，潛意識有時可以反映到顯意識中，使人不知不覺，不由自主的做一些事情。

潛意識是我們內心深處的財富，它能幫助解決很多在平時解決不了的難題。那麼對於顯意識，也就是我們正常的邏輯思維，就應主動地，不斷地拋棄煩惱，憂愁。遇事而不驚，保持良好心態，追求美好生活，在這種放鬆、高興的心理狀態下，潛意識也隨之放鬆了，高興了，更容易顯現出來。

我希望大家看到這裏，就要忘掉以前的不快，面帶發自內心的微笑，輕輕的進入冥想的狀態，想到以後美好的生活。這樣你的潛意識接受到了美好的資訊，它就會按著你的要求去創造美好生活。當你能經常這樣做時，說明你已經能很好地應用思維方式了，那麼，你的煩惱即將過去，你可以解決很多難題，幸福就要來臨了。

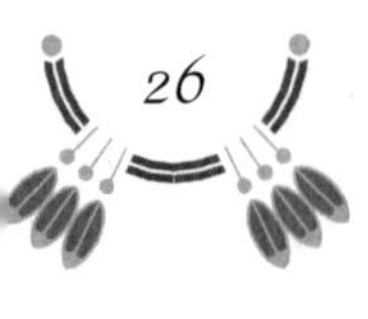

3. 如何巧妙的運用潛意識

A. 讓潛意識忘掉痛苦

我曾經聽過一堂課，授課老師講了一個人在人生旅途中受到了挫折，經過痛苦之後，不再思變，故而一蹶不振、爬不起來的道理。他舉了一個例子。

說一個試驗室抓來了一個跳蚤，把它放進一個容器裏，這個跳蚤就不斷地跳，能跳 1 公尺以上之高，當找了一個擋板，把容器縮小到半公尺高的時候，這個跳蚤跳起來就總要撞到頭，就這樣跳了幾天後，再把擋板往下挪，使容器只有 0.25 公尺高的空間，這樣跳蚤跳到 0.25 公尺就要撞到頭。讓它跳了很多天之後，把擋板拿開，這個跳蚤再跳起來的時候，不僅跳不到 1 公尺高了，而且連半公尺高也跳不到。

這是為什麼呢？因為跳蚤要適應低矮的空間已經形成了習慣，以後雖然環境改變了，可它並不知道，它的意識還在低矮的空間中，總怕再撞到頭，就不敢再用力蹦高了。

同樣的道理，在我們的人生旅途中，被環境改變了性情的人比比皆是。所以說要有「思變」的意識。一個人既要能適應新的環境，又要善於改變舊的環境，才能夠活得瀟灑。這是靠自己的意志、意識來支配的。只要明白了這種道理，就能用潛意識來改變自己。如果曾經處於逆境，就要充分利用潛意識，改變這種逆境，要忘掉痛苦的過去，重新發展。當顯意識

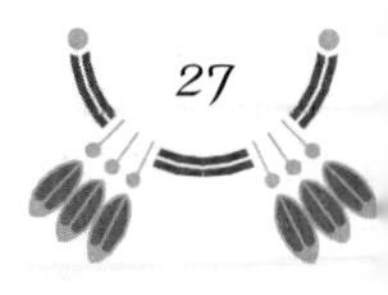

忘掉了舊的，潛意識就接受了新的。意識到沒有了痛苦的痕跡（也就像跳蚤知道撤掉了擋板，能重新跳起來），成功就有可能指日可待。這是在人生旅途事業方面的例子。

那麼，在身體方面又是如何的呢？有一個人患頭痛症，當他穿越公路時，突然一輛車飛馳而來，他意識到車要撞倒他了，他會集中全力躲到一邊，或許因恐懼、害怕，而不知所措。總之，他的精力完全集中到這一事件中了。這時你要問他：「頭還痛嗎？」他會奇怪地回答你：「不疼了，已經忘記了頭疼。」等到這事件過去之後，他的注意力恢復到原來的狀態，你再問他：「頭還疼嗎？」他會說：「哎呀，又疼了。」這就是意識的轉移。

B. 顯意識與潛意識的相互配合

如果顯意識與潛意識有機地配合起來，做起事來就會更加順利。

比如一個人想在早晨 6 時起床，只要他這樣靜靜地冥想：「我要在明晨 6 時準時起床。」他這個想法就會很快傳遞給潛意識，然後可以安心睡覺了，在潛意識的支配之下，他果然在第二天的早晨 6 時醒來了。這樣的做法，也許前兩三次時間不太準確，但沒有關係，你可以反覆做，幾次後，潛意識完全接受了，它就一定能夠按時叫你起床。有的人把這種現象稱為生物鐘，其實都是潛意識的作用。

前些年，我開展群體健身工作，教授健身操，每

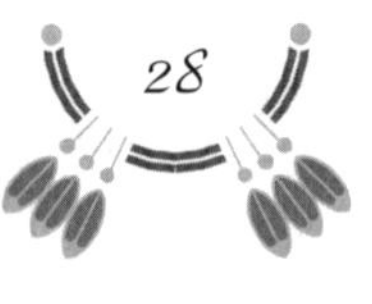

天早4時必須起床，然後到公園做輔導，無論我前一天晚上睡得多麼晚，但到第二天4時一定能夠準時起床，從來沒有錯過時間。那時每天都要講課，其他工作任務也很多，很繁雜，頭腦的利用率很高。臨上課前，我要告訴潛意識，讓他將我頭腦思路理順，使頭腦清醒，調整邏輯思維。據我的經驗，這種辦法是非常成功的。因此我講起課來，不僅自我感覺良好，學員們也非常滿意，都說受益非淺。

以此類推，如果做其他的事情，潛意識也會起到關鍵作用，潛意識會幫你在無形中調整好最佳狀態。

C. 增強潛意識的信念

潛意識會伴隨著一個人的一生。但很多人缺乏這種靈感，不敢相信潛意識的存在，以至於常常後悔。

我有一個朋友，在俄羅斯做生意，經營鋼材。他在90年代初發了一筆不小的財。他在發財的時候，曾跟我說：「最近經常做著同一個夢，而且睡醒後非常清楚，夢到自己的鋼材積壓得像座山一樣高，賣不出去。而且白天的時候經常感到要有什麼事發生。」

我馬上提醒他：「可要注意了，你的潛意識已經提醒你不要再進鋼材了，把現有的貨賣出去後停一段時間，觀察一下行情再作決定。」

但那時他聽不進我的話，以為當時行情正好著呢，可以多賺些錢，哪裡肯罷手！同時，他認為可能是自己的身體不好出現的噩夢，就不把我的話當回事。於是，就又進了一大批鋼材。

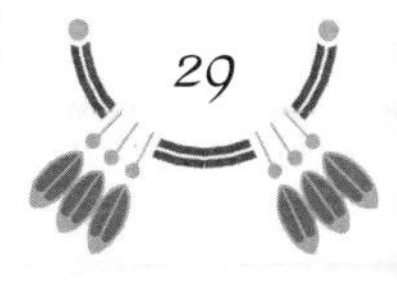

誰料到沒過幾天，國家宏觀經濟調控，鋼材大幅度降價，他買進的這批鋼材變賣出去，賠光了老本，還欠了銀行的債。這時他才後悔當初沒聽我的話。這就是不相信自己潛意識的結果。在廣大讀者中，如我朋友這樣不相信靈感而吃虧的事，我想是不會少的。

與此相反，如果相信潛意識靈感資訊就可能避免災難。前些年，我受邀在日本名古屋地區開展學術交流，講學治病。一天，我們利用閑餘時間到外地遊玩。班車來了，我那時感覺到不能上這班車，這車一定有事情發生。我把自己的想法說了，同行的人感到意外，但還是尊重了我的意見，都站著不動沒上這輛車。果然不出所料，事後知道，那輛車在行駛過程中，與對面駛來的車輛相撞，全車的人非死即傷。大家都很慶幸躲過了一場災難。

以上的例子說明，當我們出現潛意識靈感後就一定要相信它，不要做事後諸葛亮。只有相信它，你才會意識到它的靈驗。反之，如果不相信它，你不僅會誤失良機，它今後也就很少在你意識中顯現，就不能發揮你存在的潛能。

4. 潛意識的特性

A. 心誠則靈

對潛意識需要信，更需要誠。信是人的信念，誠是人的態度。引用古人的話說：「心虛空而誠度，意充盈而卑謙。」有傲骨不可以有傲氣，可以信，但不可

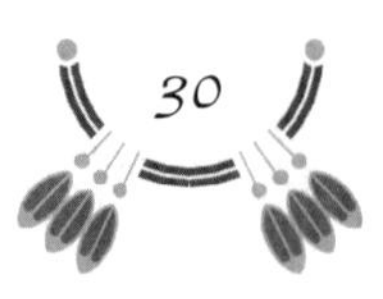

狂信，而要誠信。我們不要想讓潛意識發揮能量把衛星搬回家，但可以想到讓潛意識幫助我們做些力所能及的事情，讓生活更加美好。

自古以來，各宗教派基本上都講心誠則靈。但靈不靈呢？其實很多事情都能應驗「靈」。不信你到各宗教派瞭解一下，每個教派都有神奇的事情發生。為什麼？難道宗教就真的有無限的超強能力嗎？其實不一定。但可以肯定的是：當一個人的潛意識參加了工作，在某種意義上來說就是他自己崇拜自己，是靠自己的虔誠做好了某一件事。但確不能否定是宗教引導了他的潛意識，這一點我是深信不疑的。

我有一個學生，叫王聖，崇拜神靈，自我感覺非常良好。他每天晨早起床都要頂禮膜拜，然後白天工作起來精神就特別地好，偶爾有不順心的事情，很快就能過去。有一次他開車撞了人，被撞的人在路上滾動了很遠，居然站了起來，一點沒事，身上連皮都沒破。據說此人有腰疼病，經這麼一撞，反而好了，不疼了，說起來真是神了！

王聖認為是神靈的保佑，從此以後王聖就更加相信神靈，他每天都要禮拜幾次，上幾次香，就只想拜神，不管什麼神他都拜。時間長了，他的家人怕他走火入魔，找我說明瞭這個情況，讓我想辦法改變他這種狀態。於是我與他的家人共同想了一個辦法。

一天，我問他：「王聖，你知道你崇拜的這個神的師傅是誰嗎？」他說：「不知道。」於是，我告訴他是某某神（編造的），這個師傅特別靈，能為你帶

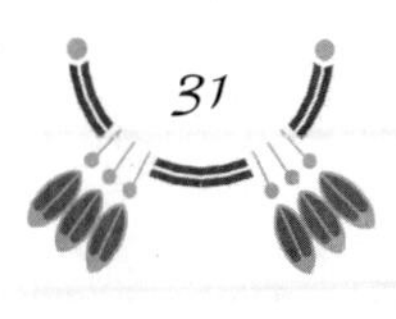

來健康、幸福、逢凶化吉，遇難成祥、法力無邊，比他徒弟強的很多很多。但是這個師傅只能信他一個，別的神不能信。如果你信他，他的這位徒弟會很高興的。他聽我這麼說，很高興。從那以後，他就專心致志的信起了我送他的這尊神（其實這尊神像只是在工藝品商店購買的一個不知名的古人瓷像）。幾天以後，他覺得身體比以前更輕鬆了。相信師傅的神力真的比徒弟強多了。

一天，王聖興沖沖的找到我，感謝我給他的啟發。隨即他又講述了一個神奇的事情：他陪同一個外地客商去淨月潭遊玩，臨出發前，他突然感到神的影像告訴他這次去遊玩有危險。他想不去了，但又怕客人有想法，況且同行的已經有幾個人先出發了。所以，他只好默念讓神靈保佑自己，不要出危險。很快，他們到達了目的地，那裏風光秀麗，鳥語花香，映和著清澈的潭水。客人們興致勃勃，他們租了兩艘小船在潭裏蕩漾，並且觀賞著岸邊的秀麗景色。

突然，王聖乘坐的小船開始滲水，而且滲的很快，見此情景，他們馬上蕩起雙槳，拼命的向岸邊划去。滲出的潭水很快沒過了腳面到達小腿，這時離岸邊還遠，小船就要沉沒了，船上三個人中只有一個人會游水，怎麼辦？王聖突然想到臨走時神靈的警告，他便默念著：「請神靈保佑我吧!」這時有什麼東西在他的腿上碰了一下，他一看，水裏飄著一個小盆，心想：「小盆有什麼用呢？」他突然明白了過來，抓起小盆，迅速地從船艙裏舀水倒入潭中。這樣，小船飄

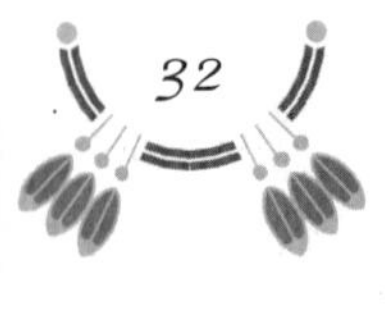

浮呈穩了，他們脫離險境。

事後，王聖來感謝我，我聽了事情發生的經過後，祝賀他戰勝了困難，躲過了危險，同時也想告訴他關於神靈的事情，於是我拿出了在工藝品商店裏購買瓷像的發票，告訴他你信的神其實是一個不知名的古人瓷像，神像的名字就是我給起的，而且是怕你走火入魔，與你家人共同商量計畫的，還有商量計畫時的錄影帶（怕他不信我們特地錄製的）。

他當時愣了很久：「什麼？不是神靈那是怎麼回事呢？」我說：「那是你的潛意識在起作用，神奇的事情是你自己造成的。」於是，我就給他講述了關於潛意識方面的知識，並告訴他，只要調動潛意識，就會與你的信仰同樣起作用，因為你的信仰就是無意中調動了潛意識，而潛意識是科學的，是可以指揮可以應用的，信仰則往往含有盲目性不可控制。

從那以後，王聖就明白了這個道理，經常訓練調整和運用潛意識，效果也非常好，再有神奇的事情發生，他也不盲目崇拜了。家裏人再也不擔心他的神經出了毛病，或走火入魔了。

這個事例說明，不管相信什麼，都是自己的潛意識在發揮作用，你都會出現神奇的事情。這就是「心誠則靈」。因為所有的奇跡都是你自己的潛意識造成的，你心中的願望（也就是你的顯意識）出現了，顯意識就給了潛意識指令，潛意識就會搜集資訊，形成一個理想的符合顯意識願望的「場」，使事物容易順應這種「場」的變化而變化。當然，人們如果要更好

的應用潛意識，則需要一個過程，要經常冥想，經常鍛鍊意識，才能調動潛意識的。

B. 潛意識的自由顯現

我們心中的願望是美好的，但往往越追求越不容易達到目的。就是常言所說的「求之不得」。求之不得，越求越不得。怎麼辦呢？最好的辦法就是把身心調整在一個似有似無的、輕輕的、真誠的意識狀態中。也就是冥想狀態中。

所謂「冥想」，並不是冥想苦想，而是用朦朦朧朧的混混沌沌的狀態來想。直想像其結果，而不要想過程。這是為什麼呢？因為顯意識越強，越有邏輯性，推理性，潛意識就越不能把搜集到的潛在的資訊形成一個以潛意識功能為主體的客觀場性，人們顯意識所想的一般並不是潛意識功能所要運行的程式，所以與潛意識發生衝突，那麼，潛意識就不能運行，你的願望就不能在潛意識的幫助下成功。如果有人想搭一架天梯去把月亮摘下來，那麼，你的潛意識是幫不了這個忙的。因為誰都知道這是不可能的事實，無論人們怎麼幻想都是行不通的。只有主觀的潛意識與客觀的可能性結合，潛意識才能起作用。

為什麼睡夢中有些事情，在後來都應驗了呢？就是因為夢見的那些事情是實實在在的，本來就是應該發生的。

睡夢中的潛意識是不受顯意識控制的，他可以自由地翱翔在各個空間，所以能準確地捕捉到以前發生

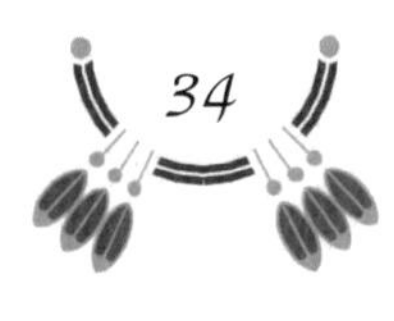

過的和以後將要發生的事情的資訊。當你剛剛認識到一個人或經歷過一件事情後，感覺到很熟悉，好像以前在哪兒見過。那麼，你現在就該明白了，是潛意識已經收到過這個人或這個事情的資訊，現在反映在你的顯意識中了。

有一對夫婦，日子過的非常幸福，相親相愛，從不吵架。有人很羨慕他們，就問：「你們的感情怎麼這麼好？」男的說：「我們是上天註定的啊。前世就是夫妻，因為當我們見面的第一天，就感覺非常熟悉，一定在那裏見過，但想來想去，確實沒見過。」他的妻子也是相同的感覺。後來他們就想，前世一定就是夫妻，今生又來相聚，所以感情非常好，很珍惜現在的生活。

法國作家西拉諾不但是個劇作家，而且還是一個善於應用潛意識的預言家和學者。他所寫的有關月球和太陽的遊記。在他死後，分別於 1656 年和 1662 年出版。他準確地說出，能把說話記錄下來再重新播放的裝置（也就是現在的答錄機），也預測到能使黑夜變成白晝一樣明亮的燈泡。有人問他為什麼能說出這樣奇怪的東西，他說這就是我的大腦告訴我的，我在夢中已經經歷過了這種東西。

C. 暗示的作用

潛意識的特性之一，就是經常接受暗示，包括自我暗示和他人暗示。潛意識接受顯意識的指令，包括明確的、暗示的及希望的指令。它是為顯意識服務

的，顯意識的思考方式邏輯思維可以約束潛意識的行為。精神科醫師進行催眠就是不斷的利用環境及心理因素對病人反覆地暗示，才使病人進入睡眠狀態。

我在講課中，做過這樣的試驗：先讓大家知道，現在要催眠了，再讓大家知道周圍的環境，感受周圍的氣息，想到自己陶醉在這環境的氣息中，然後漸漸忘掉自己——也就是調動大家進入潛意識狀態。當他們的潛意識接受後，便漸漸進入了睡眠狀態。這樣能進入狀態的人不久後全都睡著了。

1994 年，我與一個日本朋友開玩笑說：「我讓你胃痛你就胃疼。不信，你可以試試。」他說：「好吧，看我的胃能不能疼。」於是，我拿起一個小木棍，裝模作樣在他的胃部比劃了幾下，給他一個暗示。過了一會兒，他說胃有點疼了。我說等一會兒會更疼。又過了一會兒，他說胃更疼了，疼的要忍不住了。問我怎麼辦呢。我起身到廚房拿了一杯水來說：「你喝了這藥水，胃就會好了。」他接起後馬上喝了，不到一分鐘的時間，他馬上感覺到自己的胃不疼了，好了。這就是暗示的作用。讀者若不信，你可以親自作一下試驗，但表演時要特別投入，不要讓對方疑惑有假，你定會得到同樣的結果。

暗示潛意識對自我健身也非常重要。要相信自己有健康的身體。但如果真的有病，也應該吃藥，只是心理不要有壓力，想到吃了藥以後身體會很快好轉。這樣做的結果，病症會順應你的潛意識，向好的方面轉化。

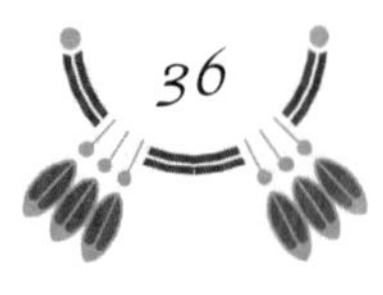

我們很多人都知道，一個人得了絕症，當醫生告訴他後，他如果很悲觀，生命可能很快會結束，如果給他樹立信心，不讓他想像病情的嚴重性，再以藥物治療，就有可能延長存活時間或出現痊癒的奇跡。

我在北京工作時，認識一位患者，他十五年前被幾家醫院都確診為癌症。他告訴我，他到現在都不相信自己得了絕症，不相信很快就會結束生命。醫生說手術就手術了，說化療就化療了，但他就是不信，現在活得也挺好，經常參與老幹部的各項活動。他性格開朗，無憂無慮，還經常組織和參加集會郊遊等活動。

5. 創造應用潛意識的環境

A. 慈善與寬容

慈善與寬容是創造應用潛意識環境的基礎之一。寬容就是對很多事情都能包容，心藏萬物，海納百川，以仁人之心待人，不生氣不悲傷不惱怒，慈悲為懷，宇宙是無限的，人的胸懷也要無限地寬闊，那麼就會使全身的資訊充分融合於宇宙大自然之中，你的潛意識就會很好地指揮你的生命場，吸取宇宙的精華，調養身體，祛除疾病。

慈善與寬容，體現在心理行為方面，就是要經常意識到大自然的美好，花鳥草蟲，風光人物等一切事物，都要以一種欣賞的讚美的眼光來衡量，看到大自然，發現它們的精美之處，讚美大自然的鬼斧神工，那麼，就會得到大自然的美好資訊。慈善與寬容，也

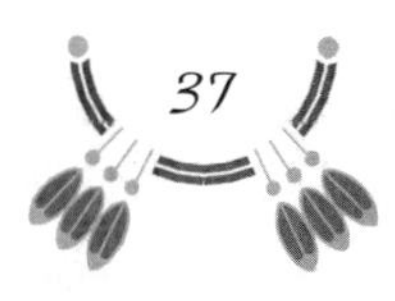

要體現在人事方面，要善於待人，原諒別人的錯誤，幫助他人改正錯誤。

B. 放鬆自己

放鬆是緩解緊張的腦神經，祛除疲勞、恢復體力的主要方法之一。可分為兩個方面，一是心理放鬆，二是身體放鬆。要經常有健康美好的心態，祛除煩惱和憂愁。每天要進行多次潛意識的健康訓練，不斷地反覆地給自己增加良性資訊，還要經常去公園或有花草樹木的地方鍛鍊身體。

比如練習蓮花養心法、冥想開智法及健身操等，放下思想包袱，敞開胸懷，陶冶在花草樹木的氣息中，體驗著身心健康的快樂。但是，在現實生活中，很多人是做不到這一點的，他們放鬆不了心理，無謂地消耗著心力，以至神經緊張、身心憔悴、全身疼痛無力，沒有生活的活力。

最近，我接觸到一個患者，他患腦神經衰弱症，經常失眠，睡不著覺，頭昏，頭疼，記憶力不好，自述壓力很大，從早到晚都要思考事情，已經形成了習慣，問我怎麼才能治好。

其實，這種病在當今社會中已不少見。因為現今社會上競爭越來越激烈，適者生存，不適者被淘汰，這是一個社會現象。怎麼辦呢？這種病打針吃藥是治不好的，只能從精神上入手。

於是我問他一些情況，得知他原來是一家公司的老闆，一年能有幾十萬人民幣的純利。幾年來，買了

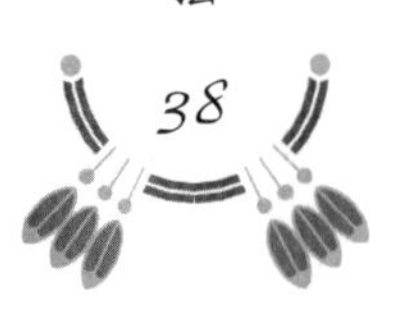

房屋買了車，生活過的還不錯。可是，半年前他心血來潮，跨行業建工廠，不僅花掉了所有的積蓄，還向朋友借了幾十萬的債，由於自己是外行，經營中很多環節出了問題，為解決面臨的工廠問題而煩亂，故而形成了如今的精神狀態。

我便開導他說，放下思想包袱，該做什麼就做什麼，解決了問題就不要再想它，快刀斬亂麻，兵來將擋，水來土埋。我跟他講了這個道理之後，他似乎心有所悟。然後我又教授他一些修習身體的方法。

過了些天，他告訴我說，現在的身體比以前強多了，頭也不疼了，不再失眠了，生意也有了起色。非常感謝我。其實，我教他的就是冥想及放鬆等方法，不僅讓他在精神方面放鬆，在身體方面也要同時放鬆，緩解肌肉的疲勞，恢復體力。

(二)關於信息

1. 什麼是信息

當我們瞭解了潛意識，懂得了應用潛意識的習慣後，下一步我們就應該知道信息的作用，因為信息是意識的載體，是事物表現形式的媒介，是萬事萬物所具有的特性能量。

2. 信息的依存性

天地始分，重濁者下沉而為地、為陰，有形有

質，我們把它稱為正質量物質；輕輕者上升而為天、為陽，無形無質（所謂無質並非真的無質，它為非空之空，為無極的一種表現形式，在特定的條件下才能顯現質，實為負質現代物理學還達不到做出很好的解釋與驗證，但符合哲學觀念，由於比較深奧，本書將不做深入探討）。我們稱其為負質量物質，它涵有宇宙的所有資訊，它超出於現有人們所認識的空間。

在現實生活中，我們所看到的，觸摸到的，感覺到的實物質都是正質量物質，以哲學觀念來看，一切事物都是即對立又統一的，相互依存，沒有獨立存在的絕對事物。比如，在公路上有上坡，就一定有下坡，有生就有死，有高就有低，有成功就有失敗。一切事物有始有終，而終又是另一事物的起點。從經濟上來講，一個人事業成功了，買了洋樓、汽車，有了一定的存款就是富裕的開始；一個人事業失敗了，沒錢、沒車、沒房了，就是窮人的開始。

正質量物質的對立面就是負質量物質，它與正質量相互依存在我們的世界中，而現代科學不能很好的證明它的本質，只能發現它的一些現象。比如百慕大三角，多維空間等。目前科學界有科學家稱其為唯象科學。而這一哲學觀念自古以來一直應用在古道家的養生修行術及中醫的診斷與治療（比如八綱辨症等）當中，古代先哲們遵循這個道理為後人留下了巨大的財富，如《黃帝內經》、《周易》、《道德經》、《山海經》等等，我們應古為今用，繼承先人寶貴的文化遺產，並使其發揚光大。

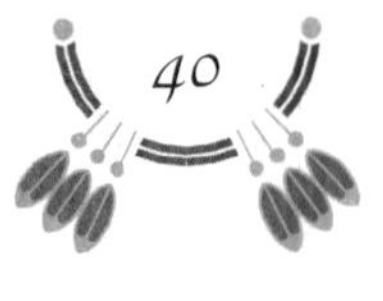

3. 資訊的普遍性與特殊性

資訊具有它的普遍性和特殊性。人類有人類的整體資訊，動物有動物的整體資訊，植物有植物的整體資訊。這種「整體資訊」就是資訊的普遍性。張三有張三的信息，李四有李四的信息，楊樹與柳樹的信息不一樣，它們都有個體差異，這就是資訊的特殊性。同比來講，一個人的心臟與肝臟的資訊也有差別，各有各的特殊性。所以古醫學家把五臟六腑的資訊，納入五行，比如心與小腸互為表裏屬火，肺與大腸互為表裏屬金，肝與膽互為表裏屬木，脾與胃互為表裏屬土，腎與膀胱互為表裏屬水，各臟器間相互依存又相互制約，既相生相剋，又對立統一，合於辯證法。

資訊的普遍性和特殊性相互依存和制約，沒有張三或李四的個體信息，就形不成人類的整體信息，沒有張家的貓與李四家的貓的個體信息，就形不成貓類的整體信息。知道了這一點，我們就能很好地瞭解它們，把握它們從而調動它們，為我們的健康服務。

4. 人體資訊與宇宙的關係

常言道「順天者昌，逆天者亡」，宇宙大自然的各種資訊充滿了所有的空間及各個角落，無窮無盡，無所不有，無所不在。人體資訊也是宇宙的產物，人生活在宇宙的全資訊中，就應該使人體的資訊，充分融合到宇宙的大自然中，去吸取宇宙的精華。這是符合自然規律的。我們能從中受益。反之，如果違背自

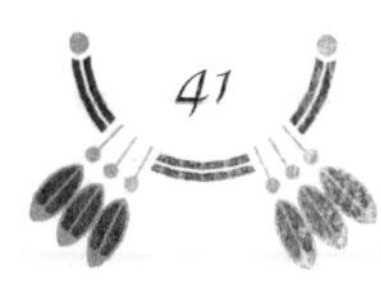

然規律則不僅不能受益，還要遭到懲罰。

比如，對環境的破壞，對樹木的亂砍亂伐，使土地荒漠化，造成了沙塵暴，這就是破壞自然遭到的懲罰。在北方，三九天種小麥，必然不會發芽；在南方，三伏天穿棉襖一定會熱出疾病，這是自然的規律。

所以，只有瞭解自然，利用自然，才能充分享受上天——也就是大自然帶給人類的恩賜。

(三)關於信息場

1. 實物與場

實物和場是自然界物質存在的兩種基本形態。實物是指具有靜止質量的東西。由各種物質微粒所組成。場是指物理場，即萬有引力場、電磁場以及微觀粒子間相互作用的各種場，他們存在於整個宇宙空間。

實物場的存在是客觀的，在電磁場，萬有引力場等實物場被科學證明前，人們只相信看得見，摸得著的實物質，只承認人體感覺器官直接能體察到的實物場。隨著科學技術的不斷進步，科學家們透過大量試驗，終於找到了使人們間接感知實物場的存在，並掌握了對實物場的特性進行研究的方法。

利用無形的場對有形的物體產生作用，由觀察有形物體的變化來研究對其產生作用的場。於是人們清楚地看到了磁力線的分佈圖，瞭解到萬有引力在宇宙天體中的作用，並科學地研究出對實物場物理能量準確計算公式，這不僅證明了場的客觀存在，而且科學地給出了量的確定。

場本身具有能量、動量和動質量等特性。實物與場有不可分割的聯繫，任何實物形態粒子都不能脫離相應的場而獨立存在，在一定條件下，實物和場還可以相互轉化，如：正負電子對撞湮滅而轉化為光子（電磁場）。

場是連續的，實物之間的相互作用，是由有關場物質，並以一定的速度來實現的，整個自然界就是間斷性的實物與連續性的場的統一體。

宏觀宇宙天體，各個星座之間的距離，以光年來計算。但各星座之間卻能協調一致地各自運行。各星座之間雖然相距甚遠，它們相互間仍然存在著萬有引力場。在我們周圍的各種物體之間，也都存在著萬有引力場，只是因為其能量較弱，沒有表現出明顯的作用而已。可見，間斷的物體都被連續性的場連成一個統一的整體，它們相互間都在作用著。

2. 信息場

場是一種物質，和麵包、石頭一樣實實在在。場是物體與物體（包括事件）之間所產生的作用，構成的一種物質，我們把它叫做信息場。它是一種客觀存在的具有能量的物質，是能夠認識和把握的。

一棵參天大樹，同其他大樹一樣，都有其共同的特性。這些樹各自有自己的資訊場，它們之間互相作

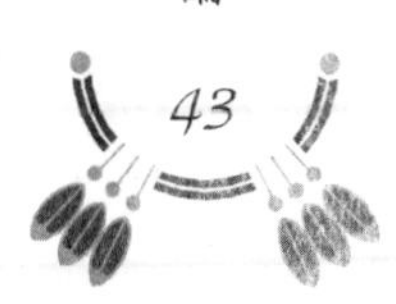

用，又形成另外的資訊場。

我們可以這樣來分析：大樹的實體為陰，大樹的信息場為陽，它們之間是對立統一的整體。宇宙的萬事萬物都如此，一種物體自身的特性資訊場，有別於其他物體的特性資訊場，但它們之間並非是孤立的，由不同的場相互間發生作用。

宇宙的萬事萬物都對應著一個自我的資訊場，它是與事物實體相對應的，不可分割的虛物質。不同物體所對應的資訊場不同，每一個物體都具有與自身唯一對應的、真實反映自身特點的特性資訊。事物的特性資訊，存在於宇宙空間的每一個點上，形成事物的特性資訊場，這種特性資訊場有別於其他的資訊場，它隨著事物自身的變化而變化。

同樣，將要發生的、正在進行的或以前發生的某種事情，也具有特性資訊場（包括殘留的資訊場）。

二戰時期，希特勒對倫敦狂轟亂炸，邱吉爾從未因空襲停止過正常工作。有一次，他出行時，當走到平時所坐一側的車門前，這一車門已經為他打開了，但是他卻反常地不從這個門上車，而繞到另外一側的門上了車。就在他剛剛坐定的時候，左邊的車門便被炸飛了。心有餘悸的侍衛問邱吉爾，為什麼你不按習慣從左邊上車，躲過了這一劫難呢？邱吉爾回答：「預感，是預感告訴我要從右邊上車的。」可見，當時邱吉爾的潛意識接受到了將要發生事情的特性資訊場，把他轉達給了潛意識，使他避免了一場災難。

據報導，一九八五年一個深夜，在河南開封市，

有六個下夜班的青年結伴回家，走到半路，突然電閃雷鳴，下起了大雨，他們幾個人馬上躲到一個廢棄的房屋中避雨，十幾分鐘後，雨停了，發現對面一個牆壁漸漸地亮了起來，牆壁裏面出現了古代人活動的場景，影像非常清晰，栩栩如生，他們幾個人非常害怕，回到家後就說牆裏有鬼，於是眾人跟隨他們回來觀看，影像還在牆壁中活動，第二天再來看時，已無異樣了，於是這件事轟動了整個地區。

3. 資訊場特性

資訊場具有突破時間與空間的特性。資訊場可超越時間的限制，在很久以前發生的事，其特性資訊可以保留很久。在多年以後，或更長的時間，都將存在於宇宙之中。這是能感覺到以前發生事情的依據。同時，在現實的空間中也存在著以後將要發生事情的資訊，由這些資訊，有時可以預感到以後將要發生的一些事情。在一些特定的環境下，如有時在雷雨天會看到古代宮廷生活的影像，栩栩如生。這是因為在一種特殊的情況下，過去事物的資訊被共振放大到人們能夠看到的程度。其實這些資訊一直存在著，只是在一般情況下，量級比較小而不能被我們感知罷了。

資訊場可跨越空間的限制，事物的特性資訊存在於空間的各個角落，無論在哪個位置都有可能體會到，只是有的信息量級小，微乎其微，又無法用現有的科學試驗證明，往往不被人承認。而有的資訊人們有時會感覺很明顯。

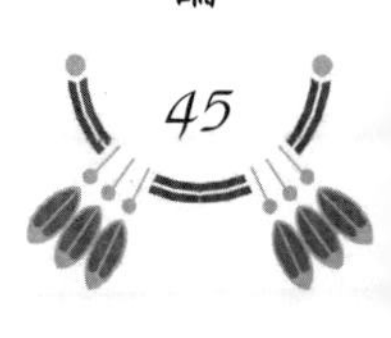

1994年彗星撞擊木星，彗星的撞擊使木星原有的資訊場產生變化，木星向宇宙中發射的已不是原有的資訊場，地球上不僅出現強烈的環境反應（如海嘯，火山爆發等）而且人體也出現了很多相應的反應。

同樣，從理論上講，一個物體的存在，如果它位於黃土高原，在其他地方如珠江三角洲就有它的資訊，透過資訊可以在其他地方感覺到它的存在。一件事情發生在大上海，在偏遠的小鎮就可感知它的資訊。資訊的超時空性就說明宇宙中沒有時空的絕對劃分，只有信息量級的大小不一樣。

4. 意識信息場

當人們在進行洽談，或者進行思維活動的時候，就會產生各種思維動力流，動力流匯合後，就形成具有一定的特殊性的資訊，以不同的形式，或陽性（美好的事情）或陰性（憤怒，憂愁，煩惱等）散佈信息。生命的這一思維傳播方式可以產生相互的影響，並對人類產生作用，指導人類的行為。

意識信息場的映合物是大腦。由於大腦的複雜內涵，意識資訊場有其不可琢磨的一面。大腦可產生無窮無盡的思維意念，所以，意識資訊就會五彩繽紛。在中醫學中，認為腦與心是相關聯的，在五行中屬火，並認為腦為元神之腑。

意識資訊場同樣具有物理能量，只是還不能很好地揭示它的本質。人們善意的祝願會形成外在的思維意識資訊場，達到一定的量級後，會給被祝願者帶來

好運，帶來平安和幸福。每個人的自我意識會形成內在的思維意識資訊場，從而影響自己的身體及行為。勞動創造了物質財富，但勞動的過程離不開大腦。

舉個例子，醬油沒了，到雜貨店很快就買了回來，好像沒有大腦的作用，其實在這一簡單的勞動過程中，已經做出了許多思考 ----- 買多少，到那個店，路徑如何走等等。沒有思維，人們很難做成事情。思維意識決定著人們的日常生活，同樣，思維意識也影響著人們身體。醫學研究表明：情緒的變化對人體的健康是有影響的。

據說國外做過一個實驗：讓一個死刑犯人把手臂從牆孔裏伸到另一個房間，使他看不到隔壁的情況。研究者用東西將他的手腕重重的劃了一下，但並沒有劃破出血。然後告訴他說：「你的血管被劃破了！」並在隔壁用滴水的聲音，偽裝成滴血的聲音，讓那犯人感覺到。只過了半小時，那個犯人已經奄奄一息了，這完全是他自己的感覺、思維活動的結果。

還有一個例子：一個人腹內生了腫瘤，需要手術。醫生告訴他要用手術的方式把那些腫瘤取出來。當醫生將他的腹部打開以後，發現腫瘤已經擴散，切除已經不起作用，而且強行切除還會有生命的危險，沒辦法，只好原封不動將他的腹部又給縫合上了。待他從手術臺上醒來時，醫生怕他的情況受到影響，就騙他說：「你的腫瘤已經被全部切除了。」於是那病人的感覺好像腹部好多了。以後像沒生病似地生活了很多年。幾年以後，當得知他手術時，醫生並沒有把

他的腫瘤切除取出來，他腹部的病痛馬上又犯了，而且情況比以前的還要嚴重。

這樣的事例，說明了思維意識的變化而引起的情緒變化，從而對身體產生了影響。前一個例子，在「我的動脈斷了，血馬上要流乾，就要死了」的意識作用下，那個犯人真的就不行了。後一個例子，在「我的病好了，腫瘤被拿掉了」的意識作用下，他的精神振奮起來，從而產生資訊場的良好調解，自覺病體好轉了。但是，當他得知「切除腫瘤」的話是醫生的一場騙局時，他的精神又緊張起來，意識到腫瘤仍然存在，因此又回到了原來的病態。可見，意識資訊和情緒對健康有著不可忽視的影響。

5. 多維信息空間

1989 年，在新幾內亞，人們發現一架於 1937 年從馬尼拉飛往民琴那俄島失蹤的雙引擎客機。那架飛機完好無損，但機組成員和乘客卻毫無蹤跡。1954 年，在一次熱氣球賽中失蹤了的熱氣球，於 1990 年的賽事中，又神秘地出現在原來失蹤的空間，其中兩名賽手卻不知已經是 36 年後的世界了。類似這樣的情況很多，如有的人好端端的卻突然莫名其妙地全身著火而亡；有的人突然「隱沒」不見了，彷彿「蒸發」了。80 年代末，西方物理學家提出超時空論，指出了宇宙不只是三維空間，而是多維空間。於是，多維空間的理論也開始慢慢走進現代科學。

多維空間的存在是客觀的，不因為我們無法感知

而消失，螞蟻眼中只有平面世界，但它無法妨礙三維空間的存在；井底之蛙只有方圓數米的天空，而現實的天空卻是如此廣闊無邊。

人的現實生存空間與多維資訊空間同時存在。

我們現在對現實空間事物的認識是不完整的，立足於現實空間來認識事物，是對事物一個片面，一個層次的認識，是在一定條件下的認識，在新的時空裏，新的條件下我們會得出新的結論。

6. 合成資訊場

資訊的承載物是事物，資訊與事物結合就會形成了資訊場，不同的資訊場有不同的傳播方式和頻率，沒有任何兩個和兩個以上的資訊場的頻率是完全相同的，當不同資訊場的頻率相近時，就會產生共震現象，共震後發生融合，即它們之間所有近似的資訊、能量都融合在一起，重新形成一個資訊場。這種由不同事物的特性資訊相組合而形成的資訊場為合成資訊場。合成資訊不能反映單一事物的特性本質，是不準確的，它表現在發生錯覺、幻聽、幻視、聽覺、模糊以及睡夢中不太清醒的時候。習練氣功的人出現偏差就與這種現象有著直接的關係。

合成資訊場有以下幾種表現形式：

A. 實物質資訊與實物質資訊的合成

兩種實物質的特性資訊發生共震，出現了對現實情況的歪曲。

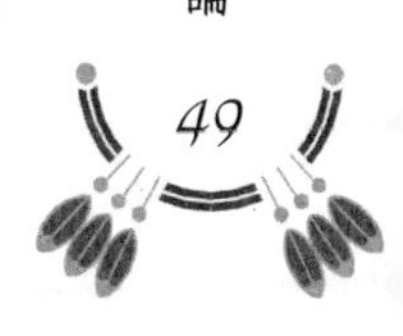

B. 虛物質資訊與實物質資訊的合成

由於物質的資訊具有無時空度量性，無論是過去的事物，還是將來的事物，其特性資訊都充滿了現實的空間，虛物質資訊可以是故時留下的，也可能是將要出現的實物質的資訊場，在一定的條件下，虛物質的資訊場與實物質的資訊場產生共震，便形成了由虛物質特性資訊與實物質特性資訊所組成的合成資訊場。

C. 虛物質資訊場與虛物質資訊場的合成

不同虛物質的特性資訊產生共振，形成由虛物質特性資訊與虛物質特性資訊所組成的合成資訊場。

D. 不同空間物質資訊的合成

由於多維資訊空間的存在，一些事物並不都存在於我們的現實空間中。其他空間中的物質特性資訊也能突破空間的限制，存在於我們的現實空間中。這些由其他空間事物的特性資訊產生的圖像是真實的，準確的。但是，如果是其他空間兩種或兩種以上事物的資訊相共震、融合或者是其他空間事物與現實空間事物特性資訊相共震融合，形成合成資訊場，就會出現虛假的圖像。

E. 意識資訊與虛（實）物質資訊場的合成

意識資訊場是有能量的，當意識資訊場與其他特性資訊共震後就會出現一些虛假圖像以及聲音等等。

以上五點，就是合成資訊場的表現形式。希望廣大讀者能客觀地看待合成資訊場，明白它的道理。

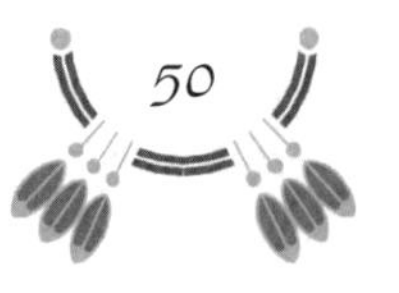

第三章

通靈功養生健康篇

(一)通靈功亮麗容貌修習術

常言道：「愛美之心人皆有之」。大自然中的花草樹木；音樂大師的優美旋律；哲學家的思維意境；宇宙天地的和諧統一等等，都體現出了種種美。而人體是天地運化而生，是與天地合一的，所以，人的身形容貌原本也應該是很美麗的，應該具有一種柔和、亮麗的自然美。但是，在現今社會中，環境被破壞，空氣被污染，生活壓力加大，心情煩躁不安等各種原因，使很多人的身體機能衰退，面容蒼老，內分泌失調，臉上出現黑斑，元氣不足，面色晦暗無光，使人們面對自己的形態，黯然神傷。怎麼辦呢？請不要恢心。古人留下了寶貴的財富——通靈功，它可以使你恢復亮麗的容貌，激發出年輕的狀態，增強身體機能，調整內分泌，祛除黑斑，只要你堅持修習，就會使你所有的不正常的狀態全部消除，並可使你原本的容貌更加美麗、光彩照人。

本法男女老少皆可習練，第一步到第三步應連續不斷地習練。

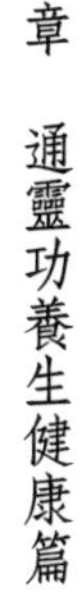

第一步：增強元氣、強壯體質、調整內分泌。
（如圖 14—18）

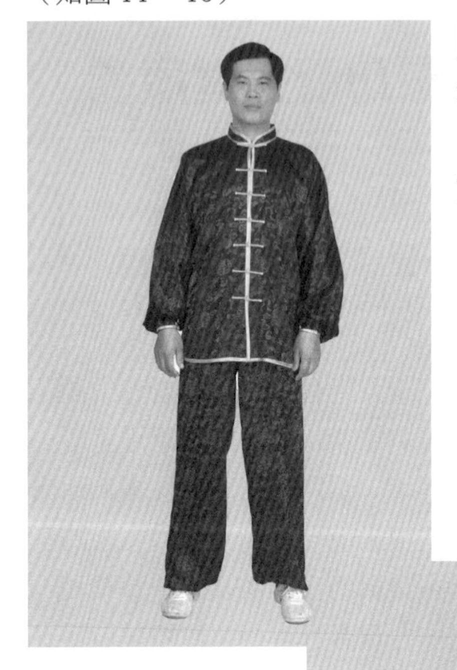

圖 14：
全身挺直，
自然站立，
雙手下垂，
目視前方，
自然呼吸。

圖 15：
雙眼閉合，雙手置於胸部，上下摩擦把手搓熱。

圖 16：

雙手置於腹部向內推按腹部 2 分鐘以上。

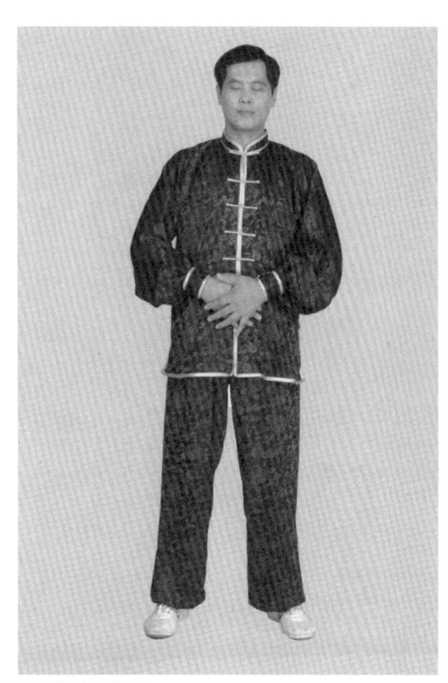

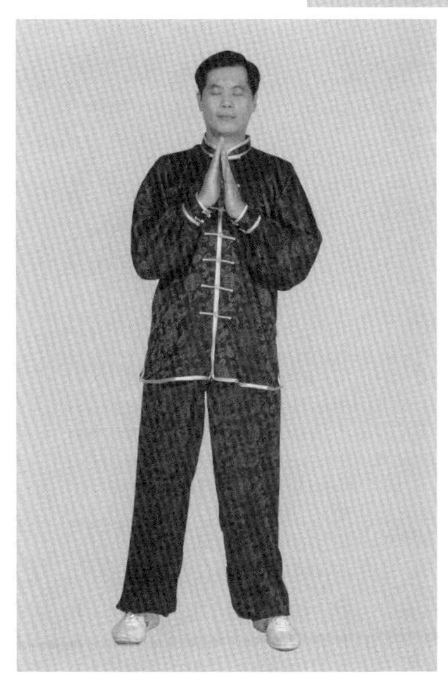

圖 17：

然後雙手再置於胸部把手搓熱。

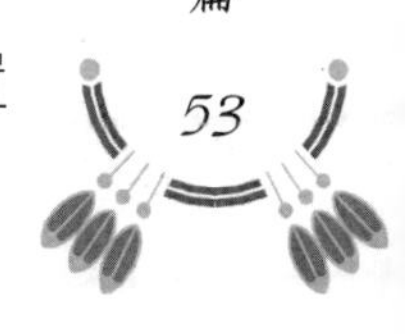

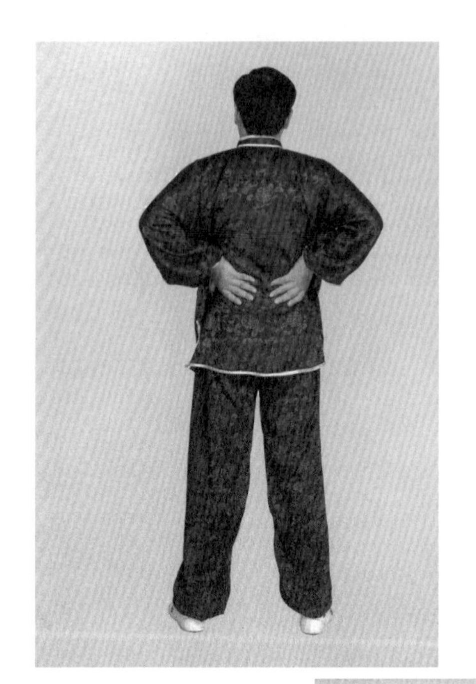

圖 18：

雙手按至腰部兩側，推按腰部 2 分鐘以上。

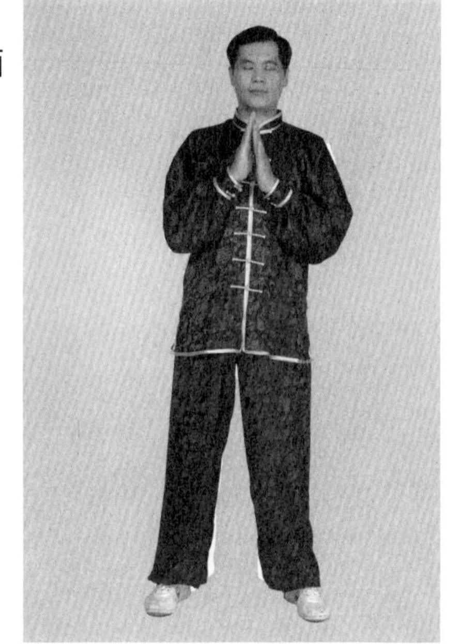

第二步：激發面部細胞，祛除斑點。（如圖 19—21）

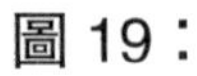

圖 19：

接上式圖 18。雙手由腰提至胸部搓熱。

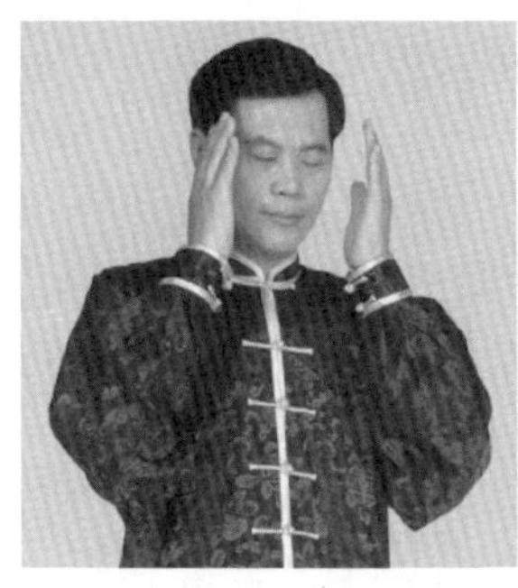

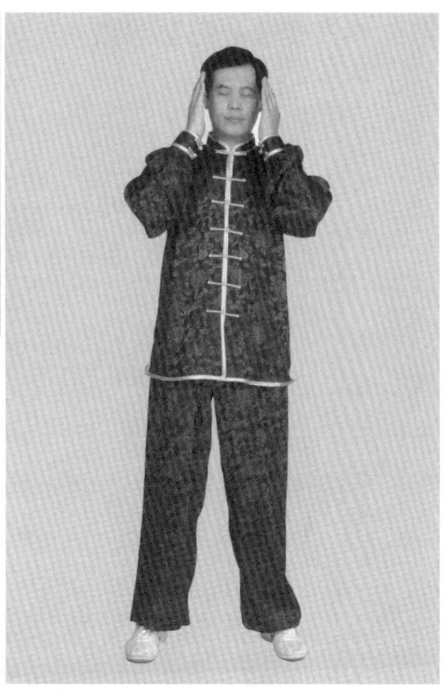

圖 20：

雙手置於面部兩側，以手掌熱氣照射面部 2 分鐘以上。

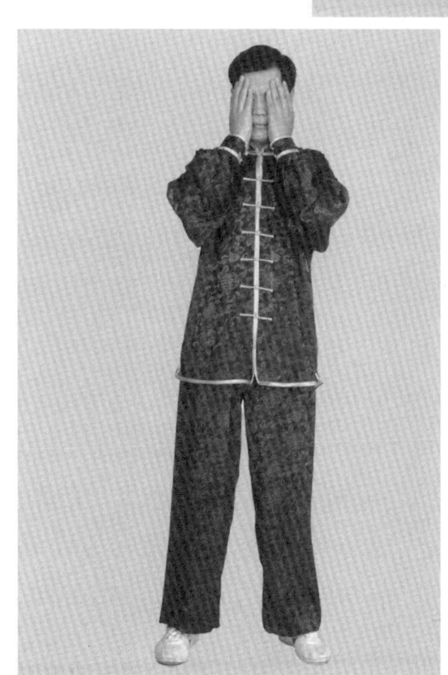

圖 21：

雙手按至面部，上下左右摩擦 2 分鐘以上。

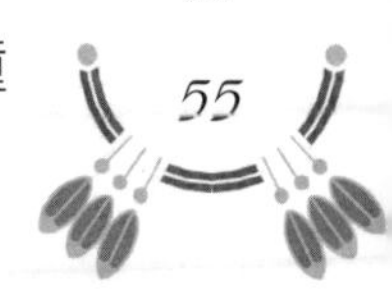

第三步：光彩冥想法。（如圖 22）

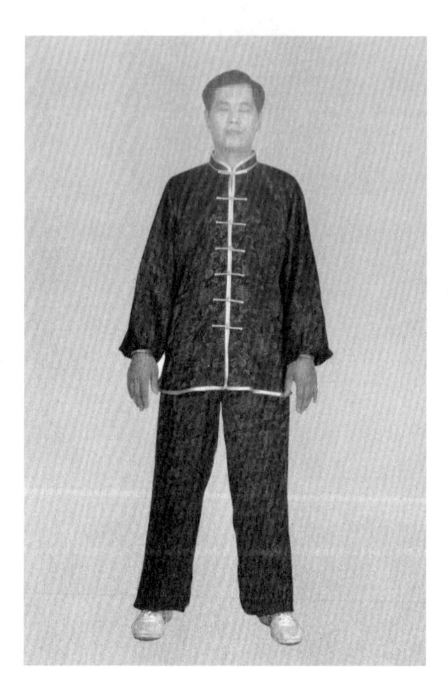

圖 22：

接上式圖 21。

雙手自然落於身體兩側，輕輕想到你的面部出現白光，想到自己越來越美麗，面部要放鬆，有一種自然地微笑浮上面容。想像 3 分鐘以上。

(二)通靈功排毒清身法

在現今社會科技不斷進步，文明快速發展的過程中，我們受益匪淺，但隨之而來的負面效應也越來越突出，尤其是產生的毒素，對人們身體的影響越來越大，使我們不得不正視它的惡果。

人們接觸了很多的毒素，只是很少有人留意，以至於身體中長期積累毒素，潛伏著疾病，不能很好的排除，同時生活壓力產生的心理毒素也十分突出，所以，近些年來社會上爆發的惡性疾病越來越多，防不勝防。那麼，我們就應該找到一個很好的方法來解決它，什麼方法呢？就是排除毒素，使身體能夠健康有效的正常運轉。

毒素多種多樣。我把它們分為兩類，一類是主動生成的毒素，另一類是被動生成的毒素。

我們應當一邊排毒，一邊還要儘量的人為的克制某些毒素的產生，比如控制心理方面造成的毒素，就要少生氣、少發怒、不憂愁，心胸開闊，自然就不會產生很多毒素，同時也應當儘量少接觸毒素，如煙毒、酒毒等。

現簡單舉例某些毒素：

主動生成毒素有：憂鬱、煩惱、怒氣、驚恐、煙、過量飲酒、服用藥品負作用等等。

被動生成毒素有：汽車穢氣、二手煙、不良食品添加劑，蔬菜、水果、糧食等農藥殘留毒素等等。

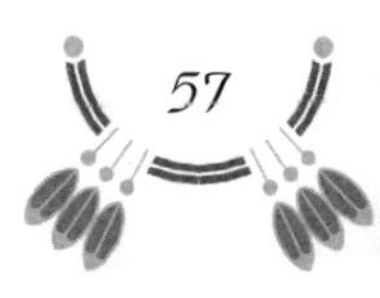

排毒第一步：排除內臟毒素

全身放鬆，自然站立，脊椎挺直，以鼻深吸氣，吸氣時要均勻，要長，使腹部鼓起。以口呼氣，呼氣時也要深長，使腹部下凹，想到吐出病毒之氣。一吸一呼為一次，至少做五次。

排毒第二步：排除腰腿等下半身毒素

如圖（23—25）。

圖 23：
全身挺直，
自然站立，
雙手下垂，
目視前方，
自然呼吸。

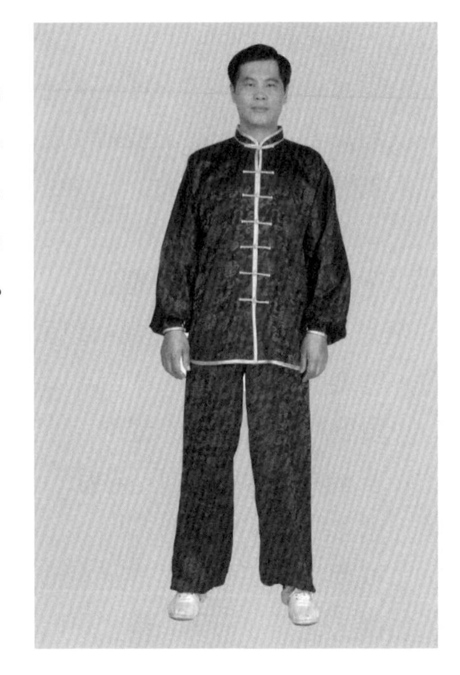

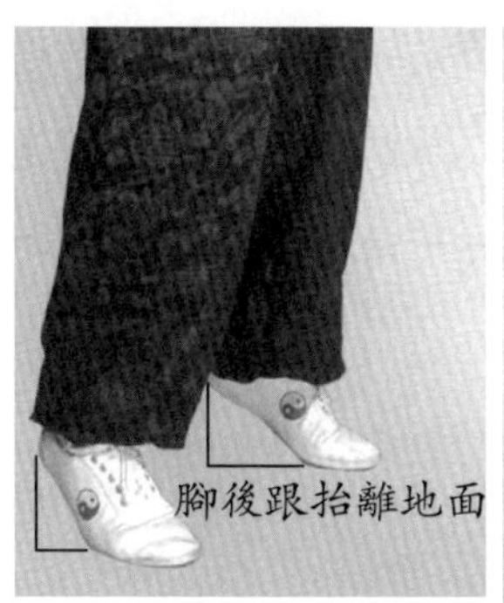

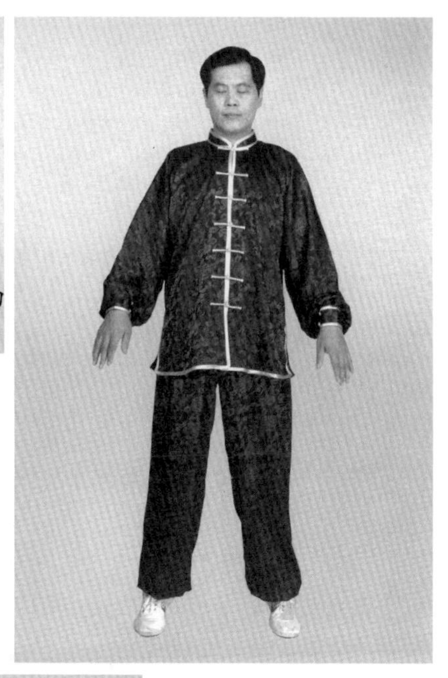

圖 24：

雙眼閉合，亦可睜眼。雙手由兩側向前方抬起，掌心向下，同時雙腳足跟抬離地面，吸一口氣。

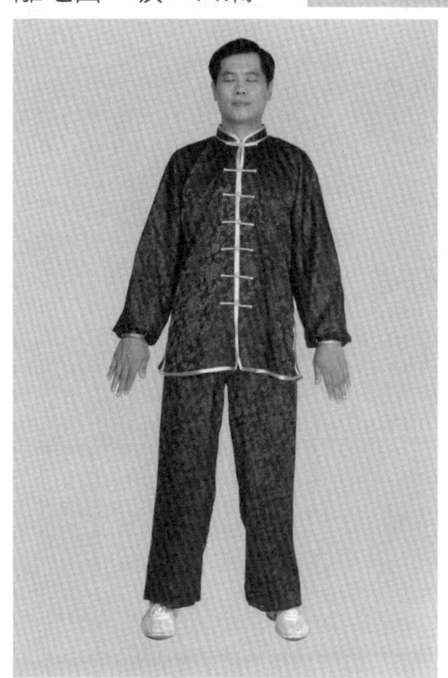

圖 25：

雙手用力向下甩出，足部下落，同時呼氣。

圖 25—25 可連續反覆習練多次。

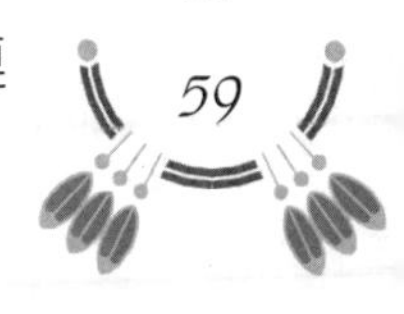

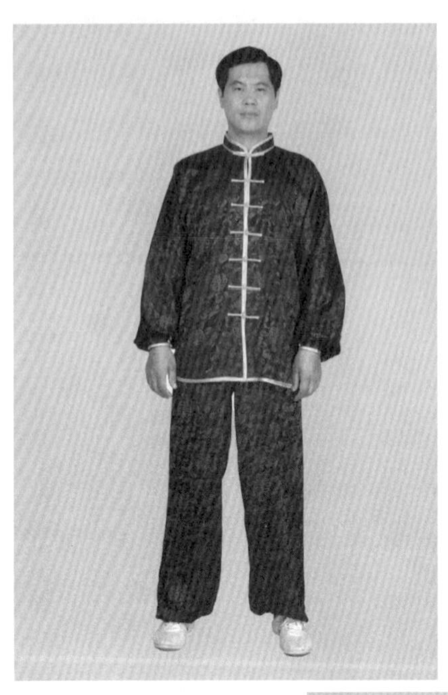

排毒第三步：排除胸背部，手臂等上半身毒素。（圖 26—28）

圖 26：

全身挺直，
自然站立，
雙手下垂，
目視前方。

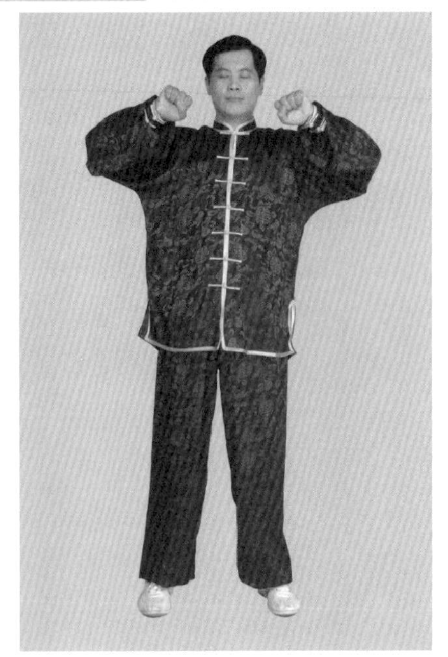

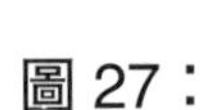

圖 27：

雙眼閉合，亦可睜眼，雙手由兩側抬起，置於胸部握拳，同時吸氣。

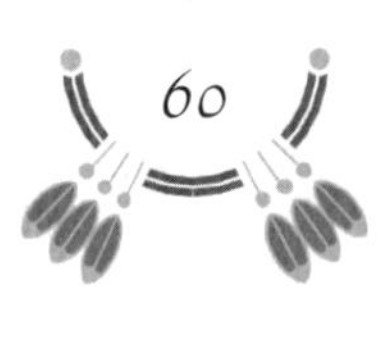

圖 28：

雙手向兩側推出，同時呼氣，掌心向外。

圖 27—28 可連續反覆習練多次。

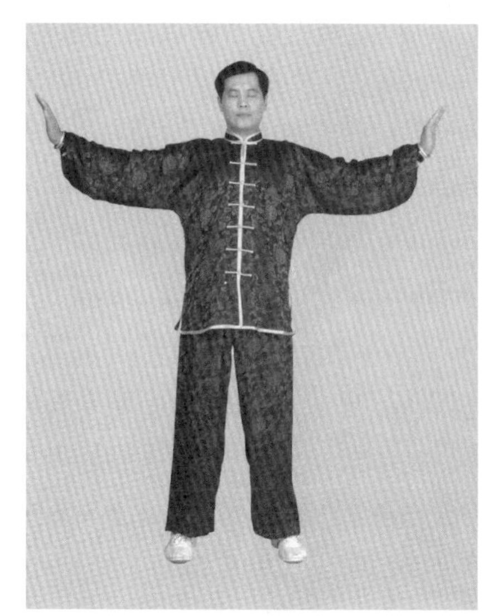

排毒第四步：排除中脈毒素。（圖 29）

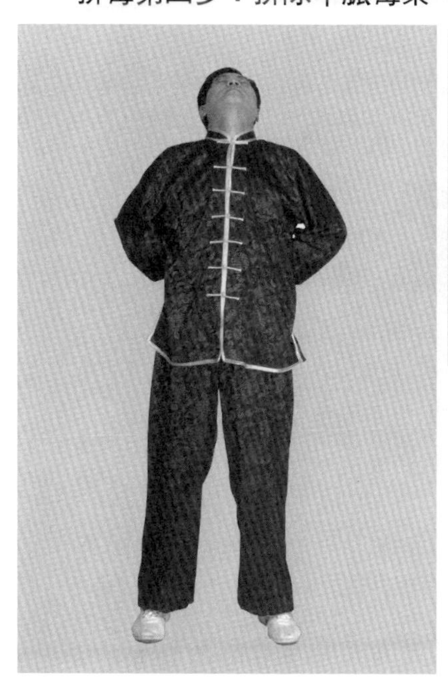

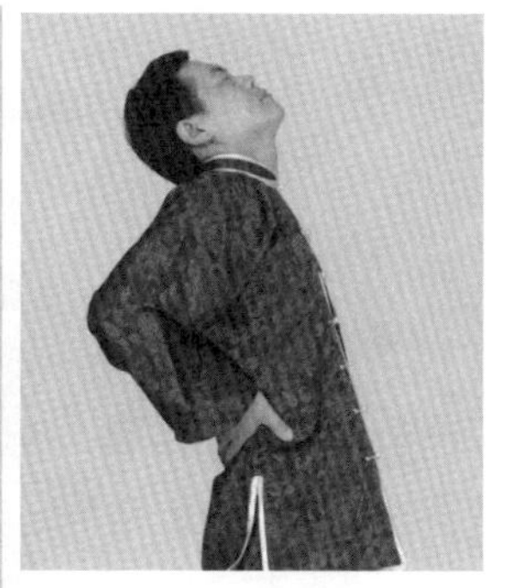

圖 29：

雙手置於腰部，頭部後仰，做深呼吸 5 次以上。吐氣時想到吐出病氣濁氣。

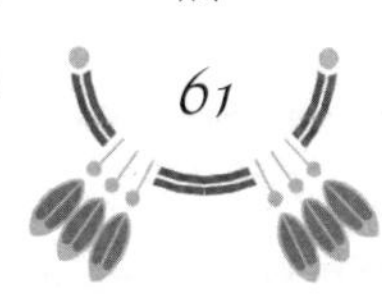

排毒第五步：排除頭部毒素。（圖 30—31）

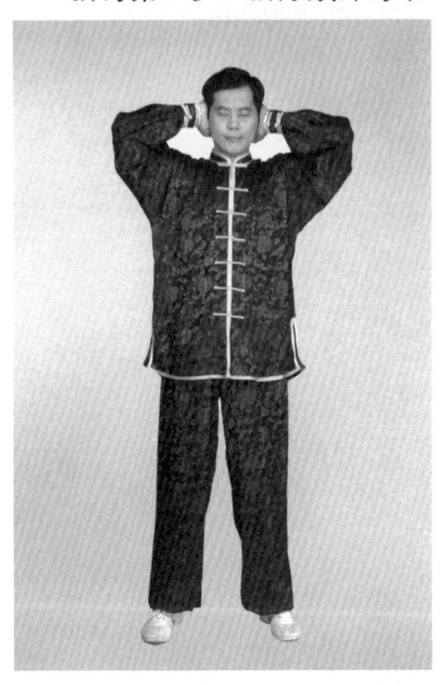

圖 30：

雙手手掌按至雙耳，手指向後，雙眼閉合，不可睜眼。

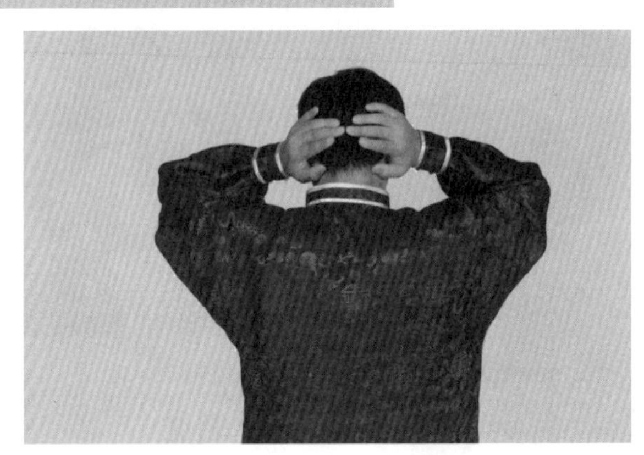

圖 31：

食指與中指敲打腦後部位，使耳內聽到咚咚聲，總計敲打 36 次。

註：排毒第一步到第五步可連續反覆習練。

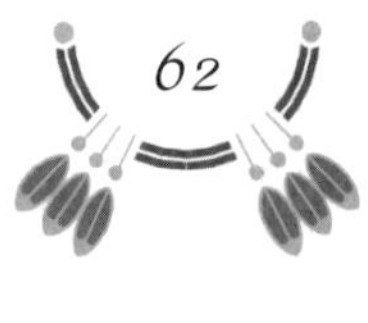

(三)通靈功高貴氣質激發術

人的氣質有兩種類型，一種是先天與生俱來的，另一種是後天鍛鍊的。

所謂不在其位不謀其政，你有什麼樣的氣質，自然而然的就會有什麼樣的對應位置。

1990 年，我在一個小飯館中看到一個服務員，她出身在一個鄉下農村，但氣質高雅，一舉一動無比高貴，便對友人開玩笑的說：「此非凡品，必為貴夫人」，友人不信。

一個月後，我們又去聚餐，突然想起那個服務員，就問老闆那個服務員在那裏？老闆說：「現在她已經變為貴夫人了，本市億萬富豪，鋼材大王昨天剛剛把她娶到家裏。」友人稱真神奇，讓我說中了。

東漢末年，曹操專權，一日外幫使者前來進貢，聲稱一定要見丞相，曹操做了一個遊戲，命人坐丞相位，冒充自己，他本人則持戟站立於帳前，使者拜見後，走出帳外，曹操命人前往詢問感覺如何，使者說：「我見丞相並不出眾，但位於帳前的那個持戟武士氣壓群雄，不敢正視。」

以上兩個事例說明了氣質的重要性，但是，他們是與生俱來的 ，普通大眾並沒有那樣的的氣質，那麼只有後天鍛鍊了，也一樣可以修習出來相應氣質。因為人的氣質其實就是一種內心的信念融合於人體生物場的反應。我們可以藉著一些特定的通靈冥想法，來

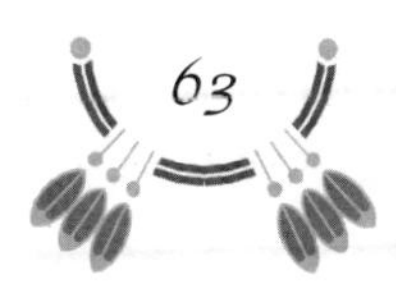

修習出你要達到的目地氣質，修習此法的程度如何，決定了你要求達到目地氣質的狀態，只要你認真修習，就一定能夠達到你的目標。

人的氣質分為王氣、霸氣、明氣、祥氣。王氣是為王者之氣，是現代大公司的總裁們首選的修習方法，這樣你的公司能更好的發展，萬眾歸一，說一不二。心悅誠服的擁護你。霸氣是部門權力形領導應具備的氣質。明氣是明亮的意思，是愛美麗的女士和英俊少年所首選的修習方法。祥氣是慈善的意思，慈眉善目，仁義心腸，奉獻社會，是慈善事業者應具有的氣質。以上四種氣質的修習都必須以德為本，胸懷寬闊，豁達開朗，以仁人之心待人。

以上四法是有關人士必修之術，因為一個暫時擁有了權力或者特定地位者，他們可能只有一段時間的運氣，當他這個運氣走掉以後，就會從相應的位置上掉下來，又變成普通大眾了。修習本法後，你的運氣會很好，所謂運氣，就是在運行你的氣質，隨著你的氣質的調整，相應的運氣就到了。

1. 王的氣質修習術

王者之氣雄厚、柔和、仁慈，輻射四方，感應大眾，使人心悅誠服，頂禮膜拜，無比敬仰。

王氣之根在全身，要普照眾人，故需修習全身氣質。

修習方法：修中脈的能量輻射周圍，然後再收回來。　如圖（32—37）

圖 32：

身體自然盤坐，雙手放至膝蓋部位，雙眼閉合，自然呼吸。

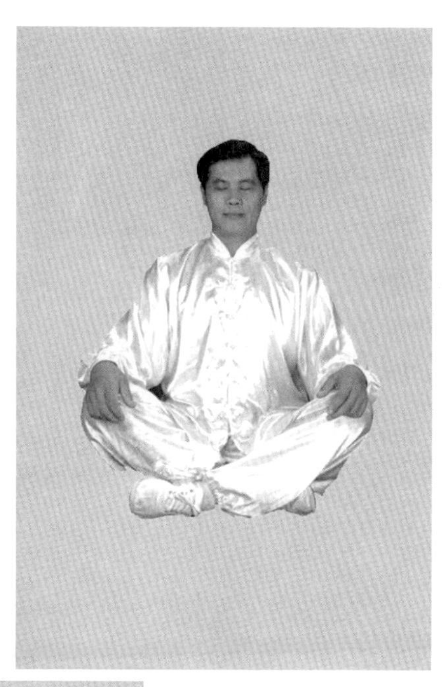

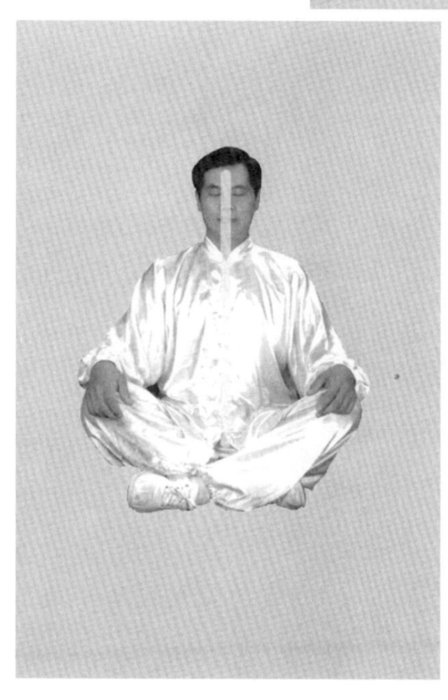

圖 33：

輕輕想像由頭部正中至腹部出現一條黃色光柱，想像 3 分鐘以上。

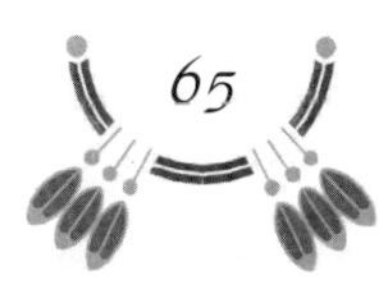

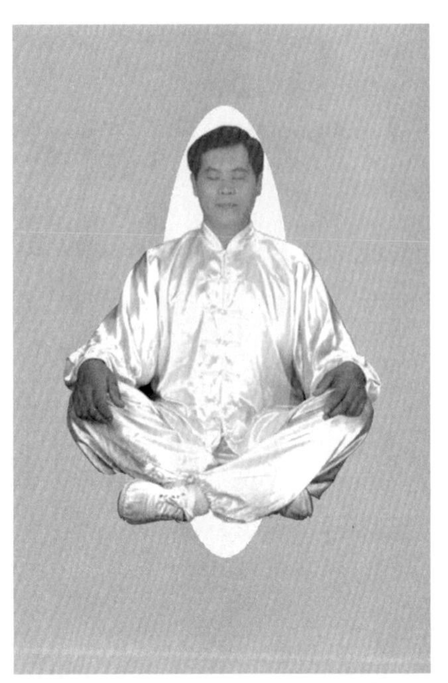

圖 34：

再想像光柱由身體正中間向兩側變粗變大，想像 3 分鐘以上。

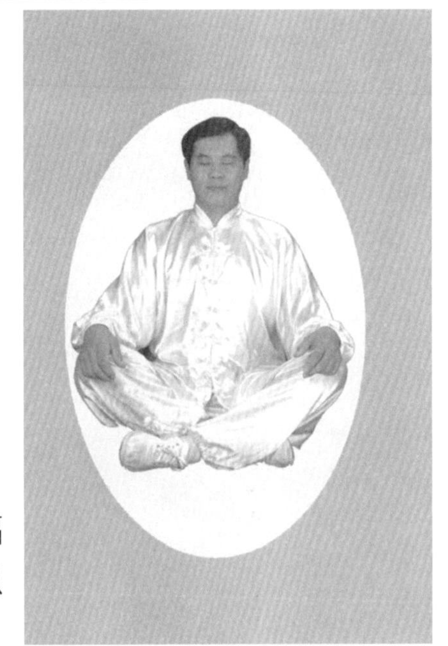

圖 35：

黃光繼續變大，籠罩全身並向周圍輻射，想像 5 分鐘以上。

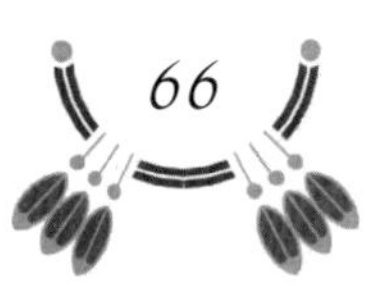

圖 36：

黃光逐漸由周圍收回，想像 3 分鐘以上。

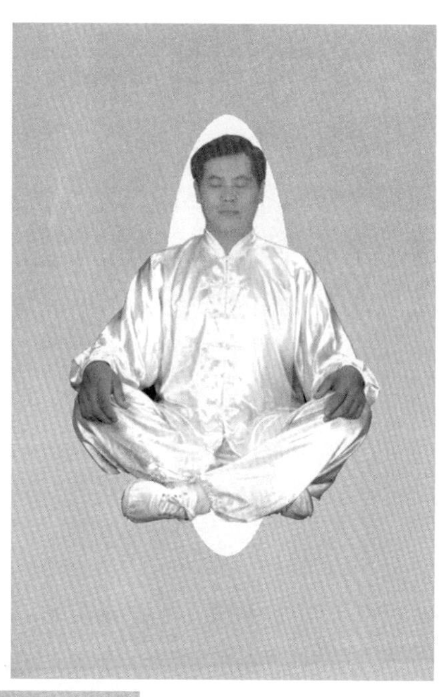

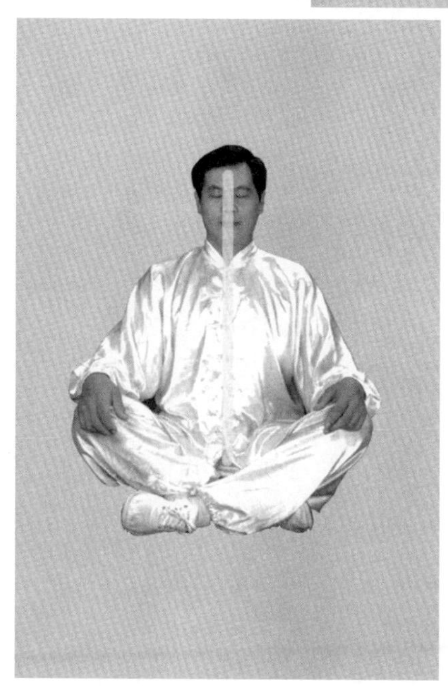

圖 37：

黃光收至於身體中線，想像 3 分鐘以上。

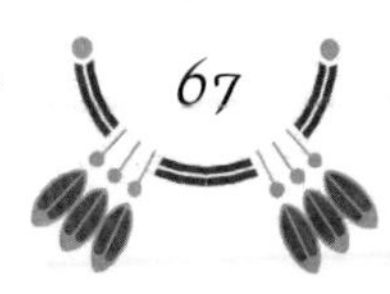

2. 霸的氣質修習術

霸氣威猛，雙眼如電，不怒自威，給人一種不可正視之感。不如王氣使人心悅誠服，但可以制於人，讓心虛之人不可胡來。

如曹操、項羽、韓信等，註定一生不可能當皇帝，但可指揮千軍萬馬，建功立業。

霸氣之根在雙目，需修習肝與眼睛，因為肝主魂，開竅於目。如圖（38—42）

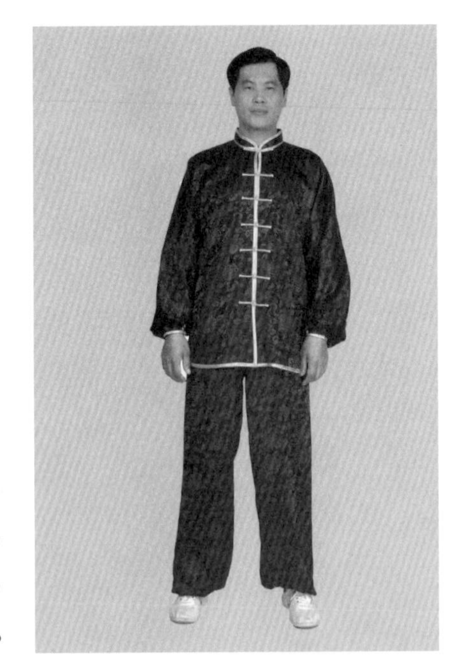

圖 38：
全身挺直，
自然站立，
雙手下垂，
目視前方，
自然呼吸。

圖 39：

雙手置於肝部，向內推按，2 分鐘以上。

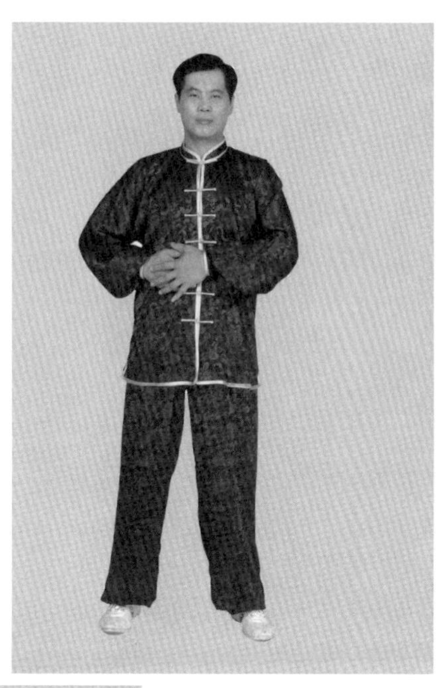

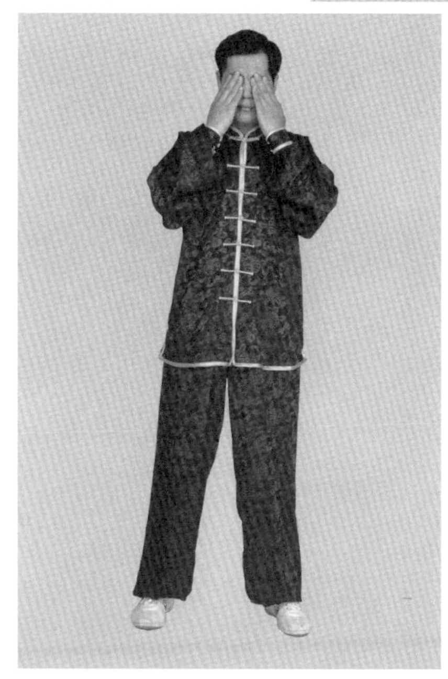

圖 40：

雙眼閉合，雙手置於雙眼部位，按摩 2 分鐘以上。

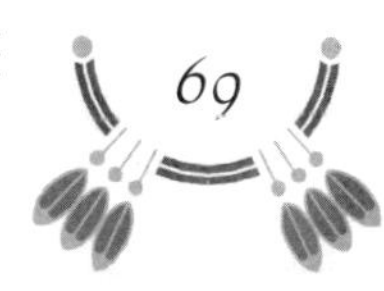

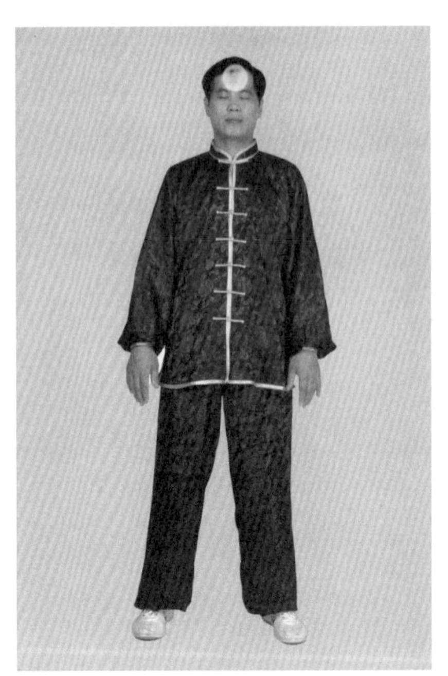

圖 41：

雙手落於身體兩側，想像前額中出現光球，照亮前額及雙眼，想像 3 分鐘以上。

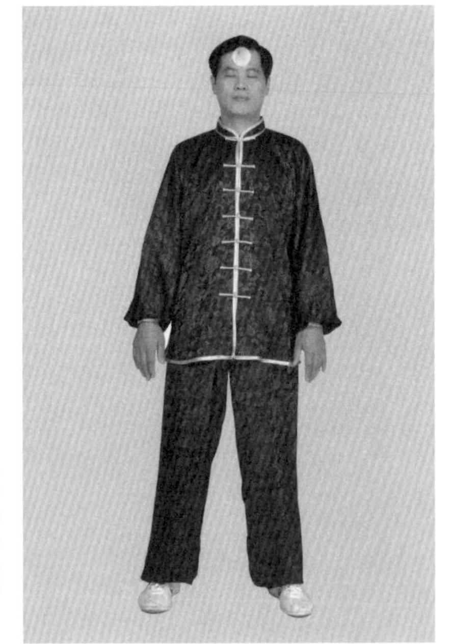

圖 42：

想像光球進入大腦內正中間位置，照亮腦內，想像 3 分鐘以上。

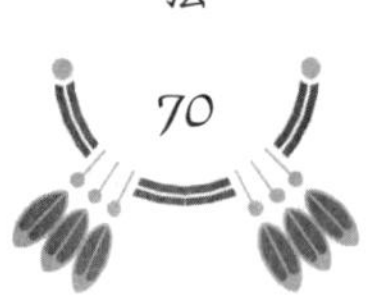

3. 明的氣質修習術

明氣光明，亮麗，給人一種美好的、氣質高雅的意境，男人讓人感覺英姿氣爽，女人讓人感覺高貴美麗。

明氣之根在面容，需修習面部與肺部，因為肺主魄，肺魄上行於面產生亮麗，光照四方，美麗無比。

修習方法：如圖：（43—48）

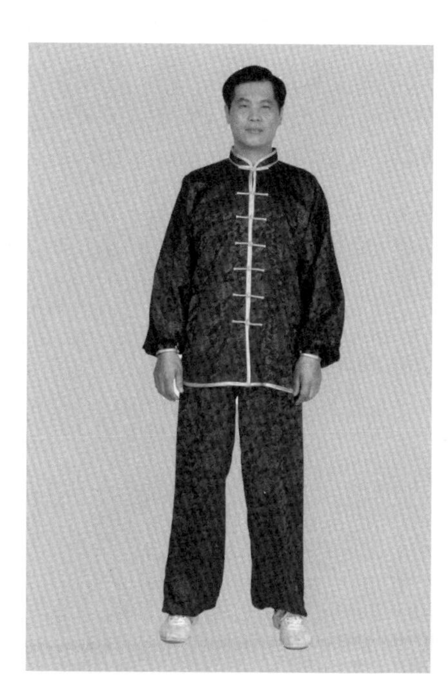

圖 43：

全身挺直，自然站立，雙手下垂，目視前方，自然呼吸，然後雙眼微微閉合。

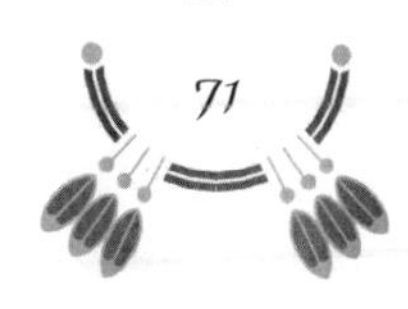

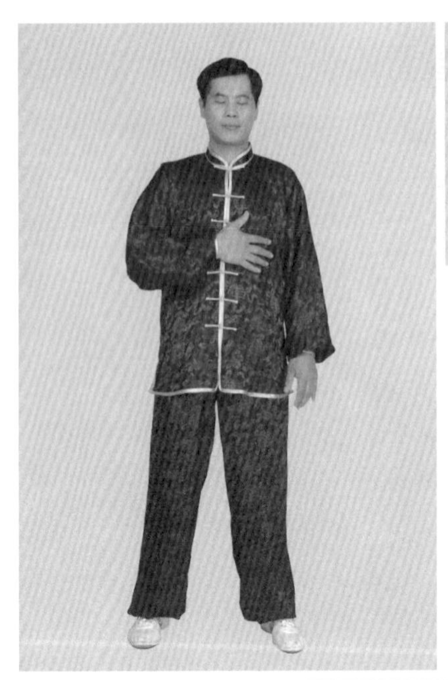

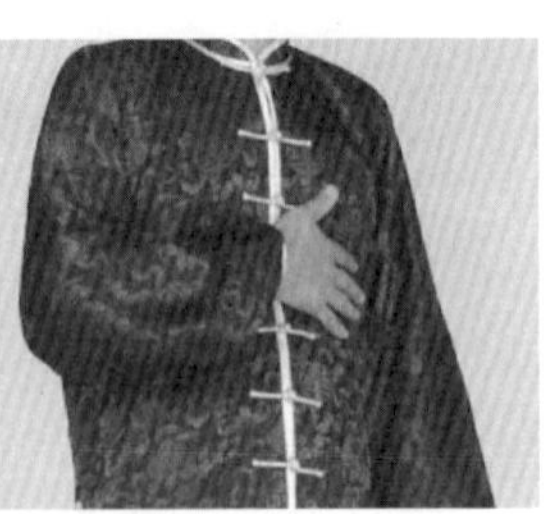

圖 44：

右手提至左胸部向內推按，2 分鐘以上。

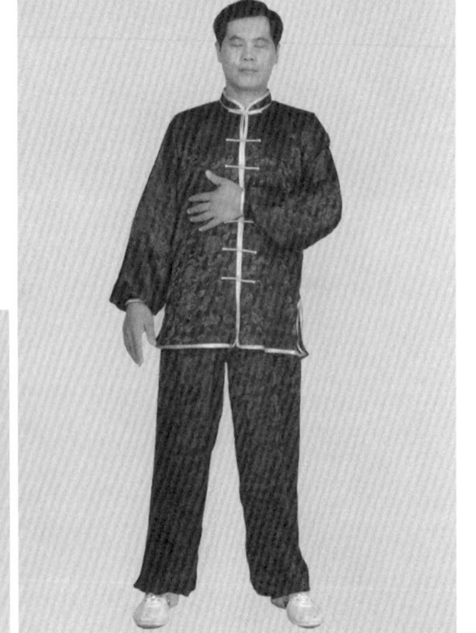

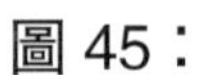

圖 45：

右手下落，左手提至右胸部向內推按 2 分鐘以上。

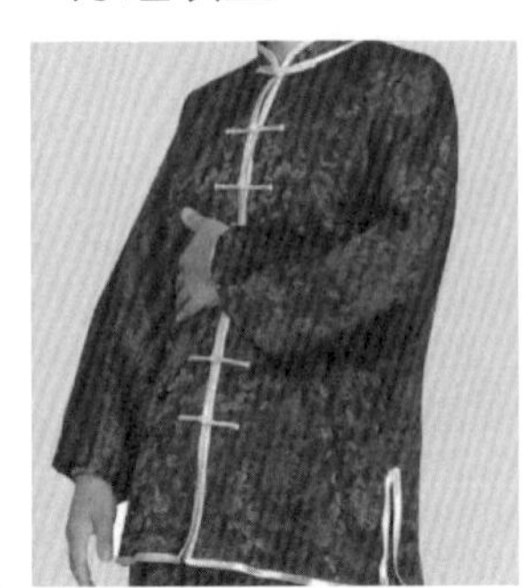

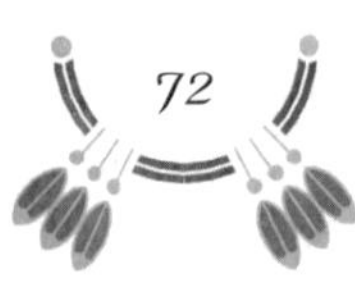

圖 46：

雙手置於胸部兩側，向內推按 2 分鐘以上。

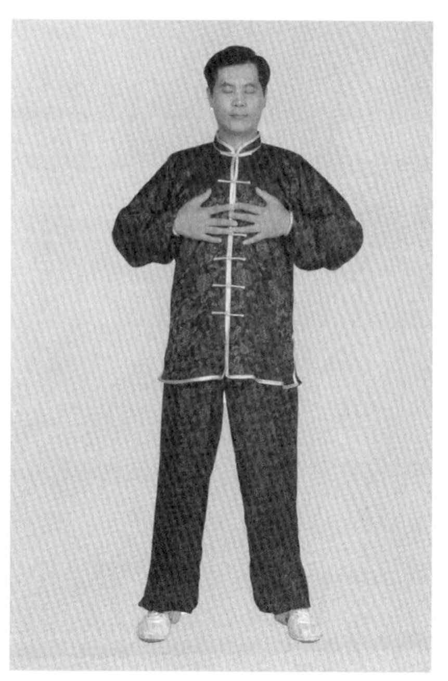

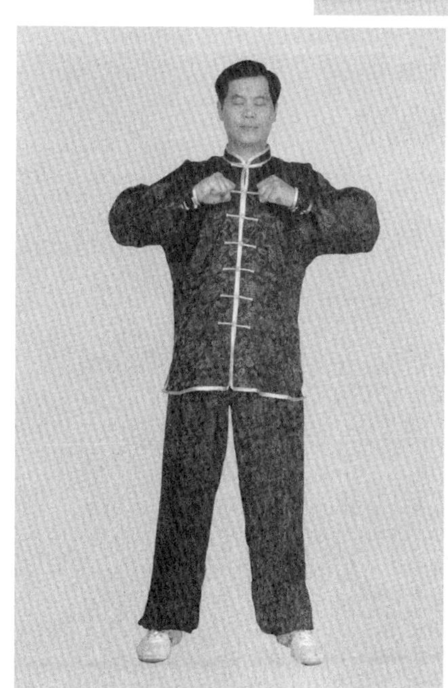

圖 47：

雙手握拳同時深吸氣。

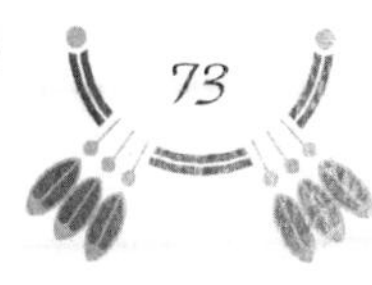

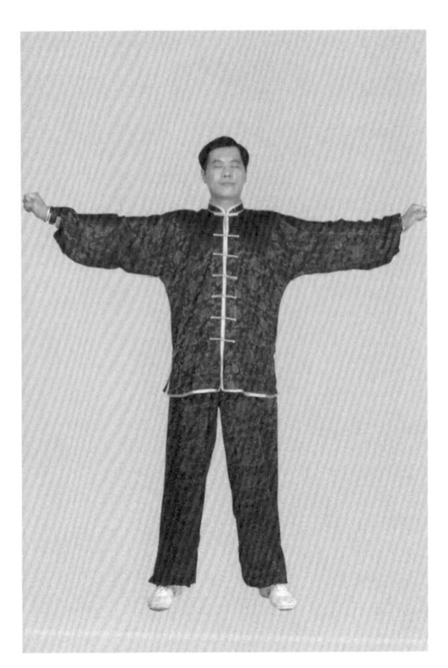

圖 48：

雙手向兩側用力推出，同時呼氣。

4. 祥的氣質修習術

祥氣吉祥，慈愛，受人尊敬，給人一種可依靠信賴之感，祥氣之根在於心，心中產生愛與慈悲，反應在眼睛上，因為眼睛是心靈的窗戶。

祥氣需修心，修心之本在於捨，捨去煩惱憂愁，自然快樂；捨去心念祝福他人，性光明亮；捨去語言教人行善，積口德；捨去力氣幫助他人，積健康之德；捨去財產幫助別人度過困境，積財德。

總之，行善即可積德，眾人所爭我不取，眾人所棄我獨獲，他人可以爭名好利不要德，而我不爭偏要德。

古禪語云：「當你捨到一無所有時即無所不有。」當然這句話講的是禪道，並不是讓你真的一無所有。這句話的另一個方面揭示著你的狀態無所不有時，世界都是你的，捨與非捨都是你的，所以，你更應該很好的以德去愛別人，其實就是愛自己。如果從唯心主義講，你到了這個狀態，下一生一定先天就是王者。所以說祥氣是另一種王者之氣。

修習方法：如圖（49—52）

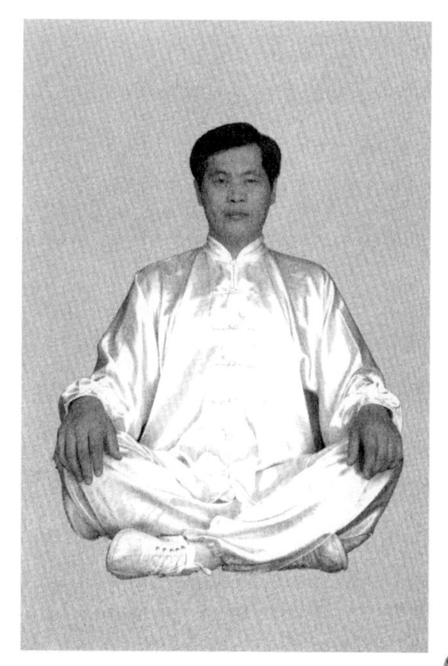

圖 49：

全身放鬆自然盤坐，雙手放於膝蓋部位，自然呼吸。

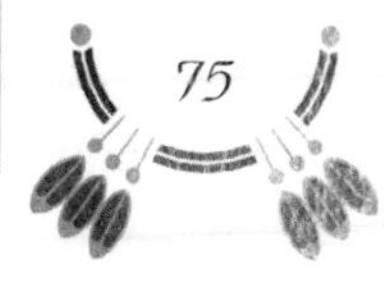

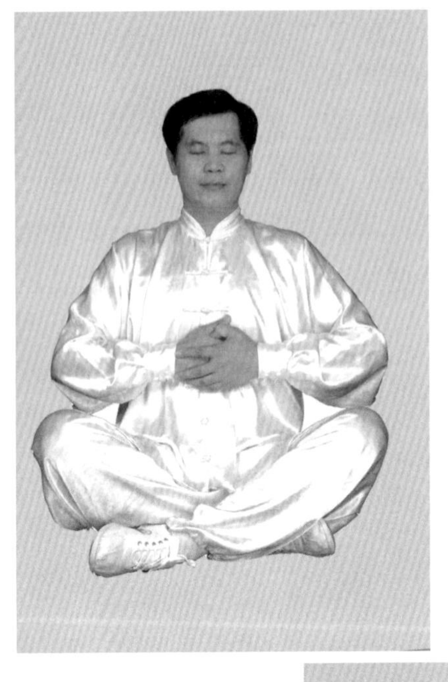

圖 50：

雙眼閉合，雙手放置於胸口部位，手掌重疊，向內推按 2 分鐘以上。

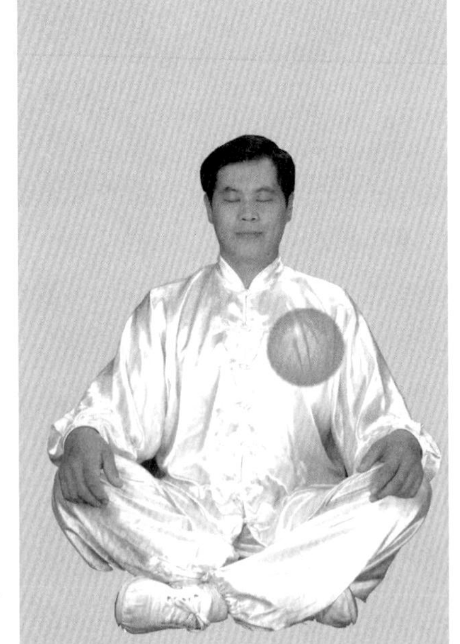

圖 51：

雙手落於膝蓋部位，想像心臟部位出現紅色光球，照亮胸部，想像 3 分鐘以上。

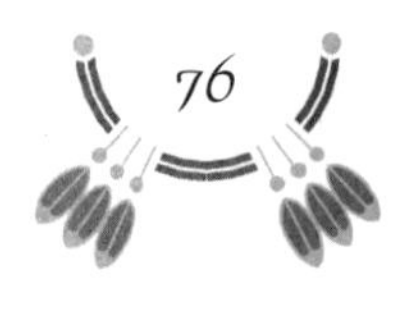

圖 52：

想像紅球散發的紅光上行於頭部，照亮面容，感覺有一種發自內心的喜悅，並使得微笑浮上面容，想像 5 分鐘以上。

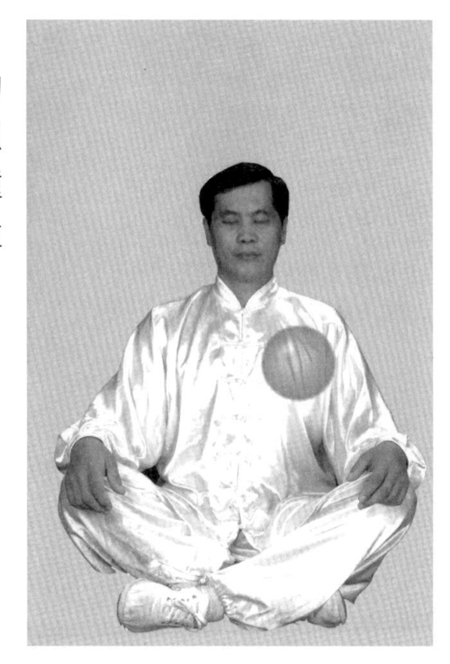

5. 修習氣質注意事項

（1）自第一天開始鍛鍊時起，無論修習時還是外出活動或上班工作時。都要保持穩重身形，愉快的心態，脊椎時刻記得要挺直，時刻記得你已經具有了你所要達到的目標氣質。

（2）修習時要深深的進入意境當中，想像你已具備了你所修習的目標氣質。儘量不要有人打擾你的修習。

（3）以德為本，尤其祥的氣質修習更要注意捨、善。

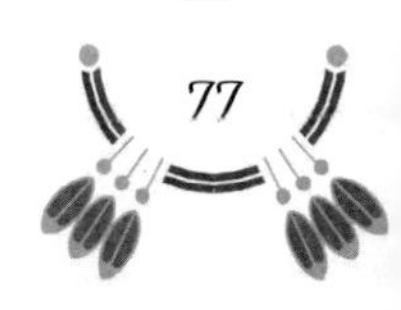

第四章

通靈功冥想袪病健身操

冥想袪病健身操是運用八卦理論並結合其卦象而設計的鍛鍊方法，它與八卦養生冥想法相互呼應，一主靜一主動，配合起來習練有事半功倍的效果，它以古老的術數易理為基礎，動作簡單、理論玄妙，習練此法不僅可以平衡陰陽、健身治病而且還可以增強人體生物資訊場，益壽延年。

本健身操分為八節，可以整體習練，也可以單獨習練，可睜眼習練亦可閉眼習練。身體的動作姿勢以自然為主，不要求很標準與嚴格，要意識到身體資訊與自然合為一體。

第一節　鳳鳴朝陽

乾卦為金，仿鳳凰在展開翅膀迎接陽光，氣勢要博大，以合乾健之德。

主治肺病、氣管炎、咽喉炎、腸部等疾病，同時使腿與臂間的經絡得到暢通，對肩周炎、關節炎、風濕也有很好的治療效果。

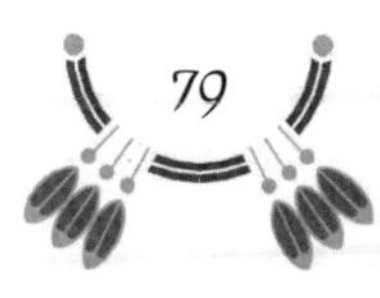

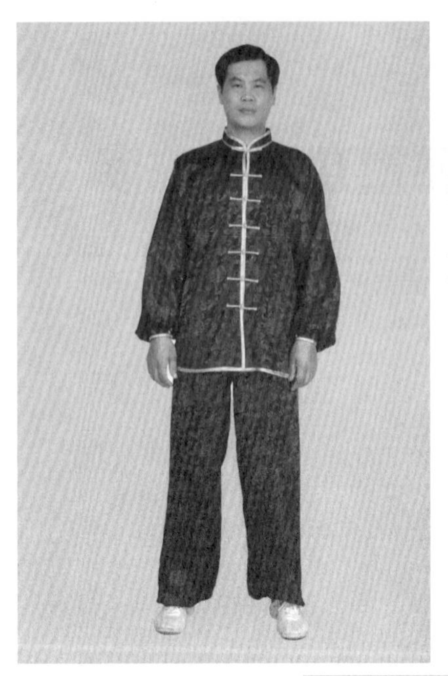

1.預備式

雙腳分開與肩同寬，雙手自然下垂，頭正、頸直、脊椎拔直、鬆腰。身體要直而不僵，鬆而不散，忘掉憂愁煩惱、心胸開闊、心情快樂，自然呼吸。輕輕想到身體的信息與周圍信息融合在一起，進入一種自然狀態。

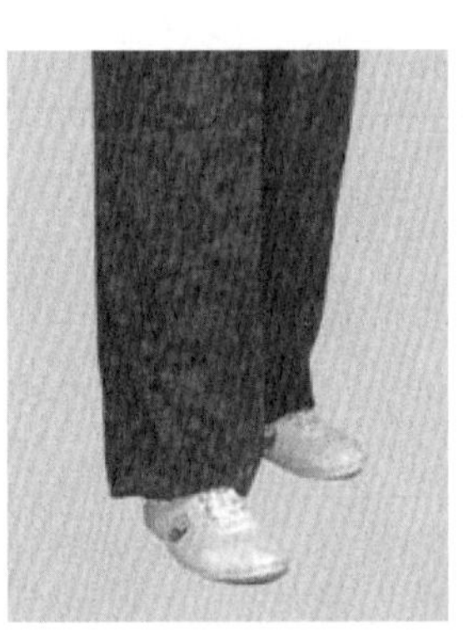

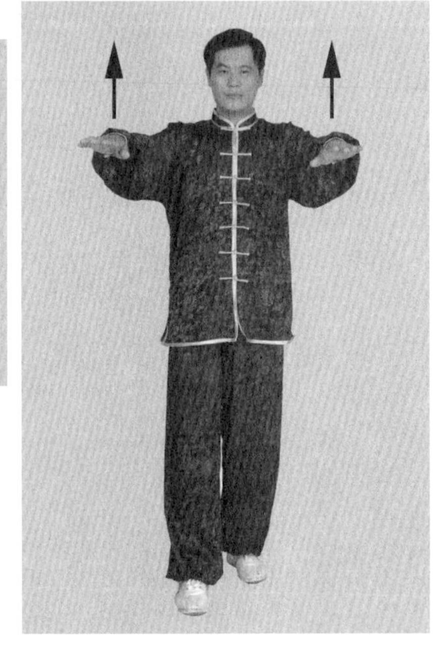

2.右腳向左腳併攏，雙手於身體兩側，向前抬起，抬起的同時右腳向前跨出一步。

3. 雙手抬到頭部呈向兩側張開狀態。手臂盡量要向上向外舒展，這樣有利於調整與鍛鍊筋骨。

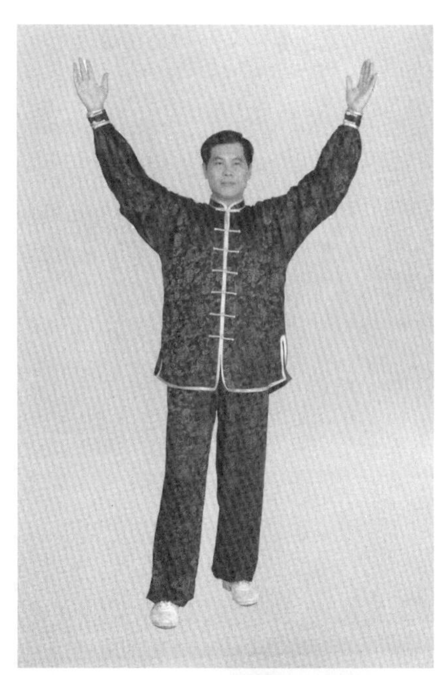

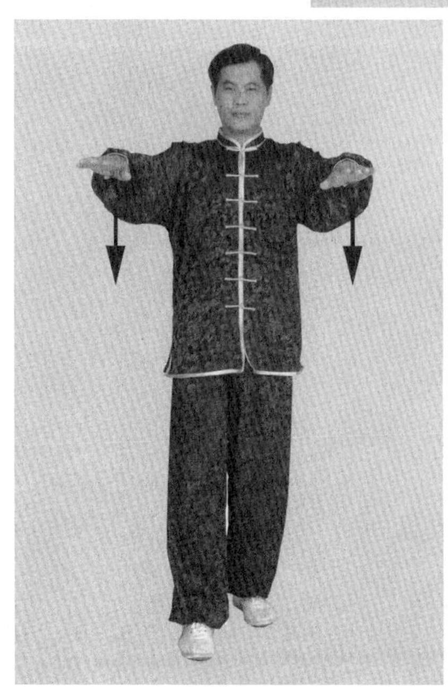

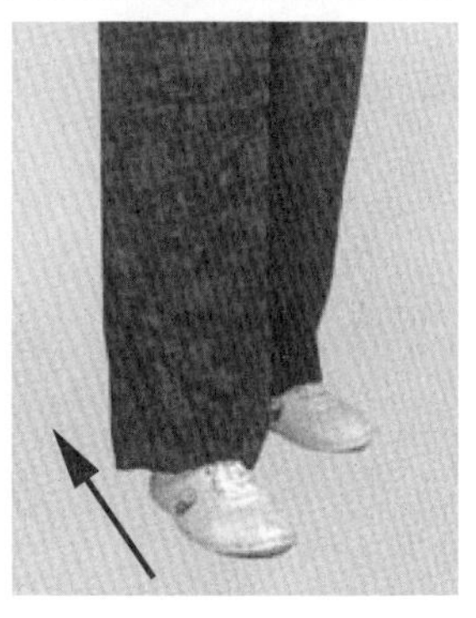

4. 雙手向前下落，右腳往回收。

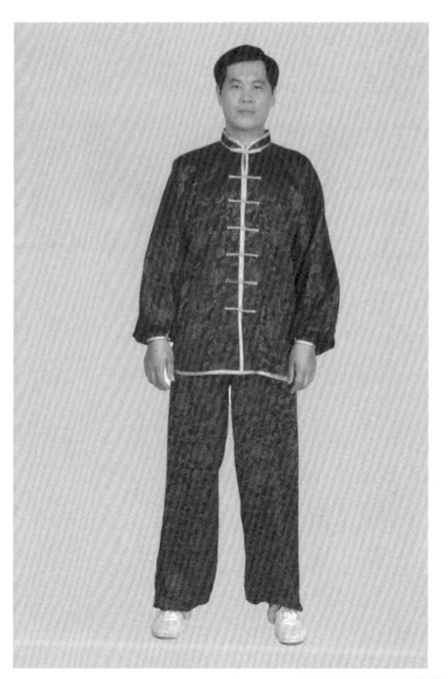

5. 雙手下落到身體兩側，同時右腳收回，身體呈自然狀態。

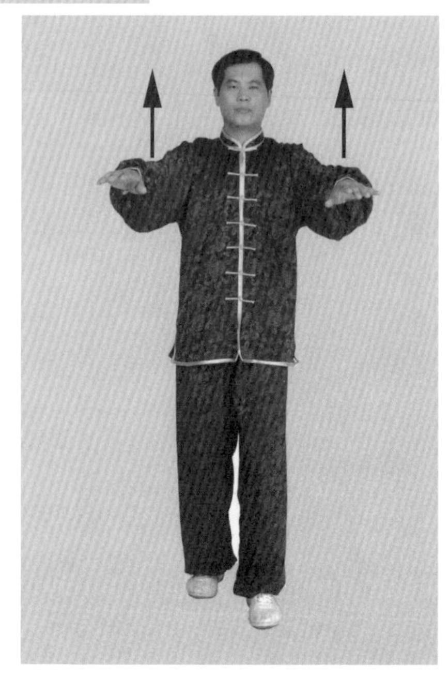

6. 然後左腳向前跨出，雙手隨之抬起。

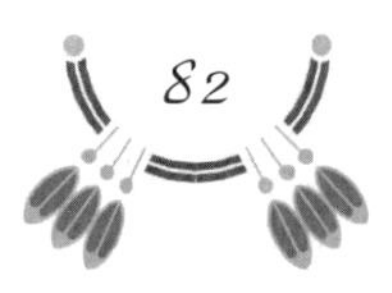

7. 雙手上升到頭頂上方兩側。

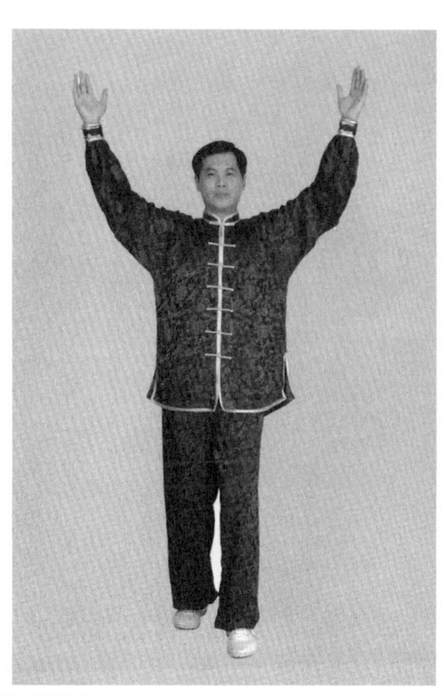

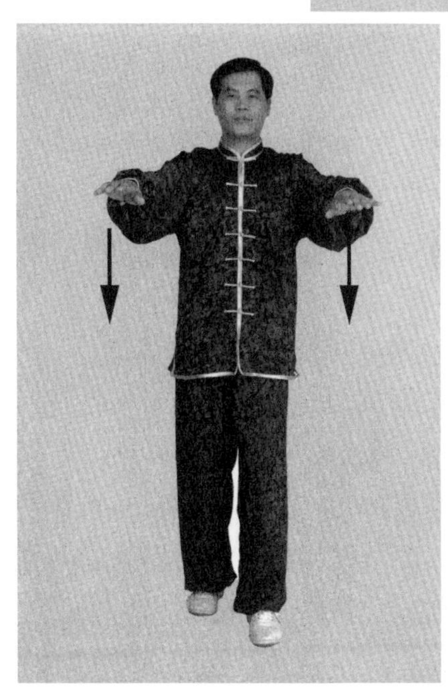

8. 雙手再下落。

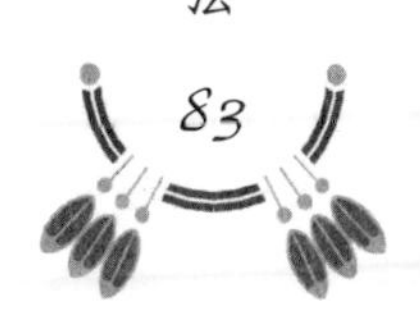

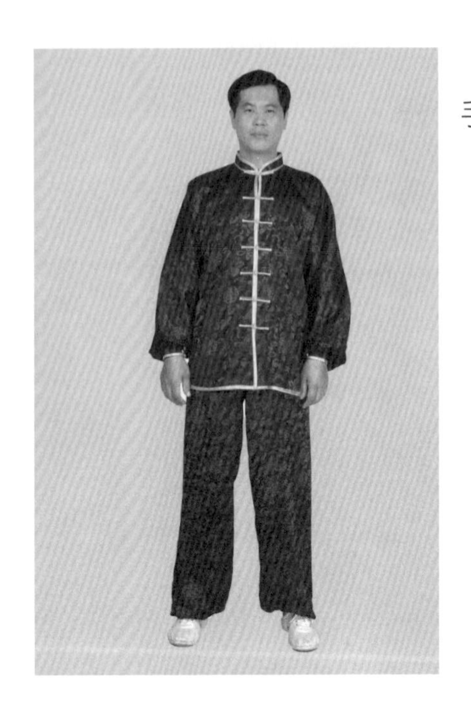

9. 左腳收回，雙手落到身體的兩側。

【要領】：

（1）雙手一舉一落為一次，整套習練不得少與18次，單節習練不得少於30次。

（2）雙手動作要舒展，手腳動作要協調連貫有節奏。

【冥想】：習練過程想像全身充滿陽光之美。

【原理】：本節在八卦中為乾、 乾為天，收取陽性資訊 ，祛除混濁的陰性資訊，鍛鍊肺、氣管等部位，雙臂的一起一落帶動胸大肌的一鬆一緊，使兩片肺葉在胸腔的擴大與收縮中得到鍛鍊，肺部功能慢慢增強，同時雙臂的起落有利於手臂經絡的開通。

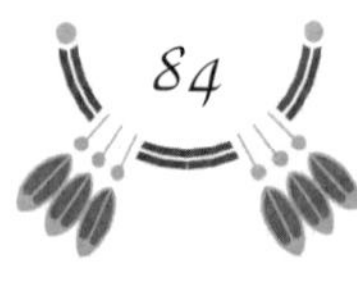

第二節　壽比南山

壽比南山：坎卦為水， 長壽的信息，捧天體之水流澆灌全身。

本節鍛鍊腎、膀胱等部位，調節腰腿滋補元氣，開通經脈並且治療風濕婦科等疾病，調節內分泌功能。

1.預備式

雙腳分開與肩同寬，雙手自然下垂，頭正、頸直、脊椎拔直、鬆腰。身體要直而不僵，鬆而不散，忘掉憂愁煩惱、心胸開闊、心情快樂，自然呼吸。輕輕想到身體的信息與周圍信息融合在一起，進入一種自然狀態。

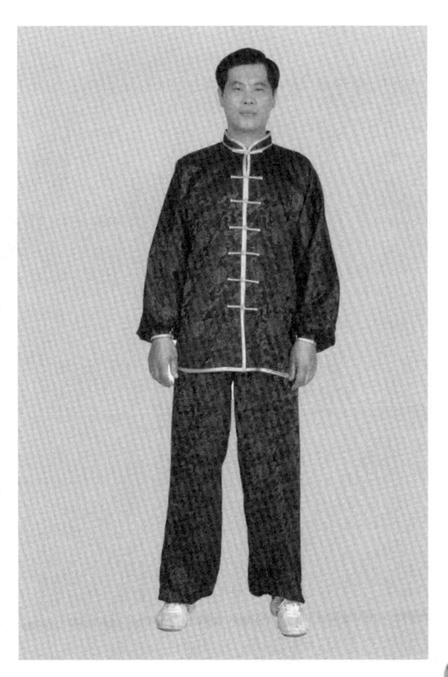

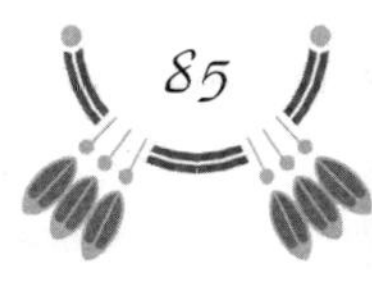

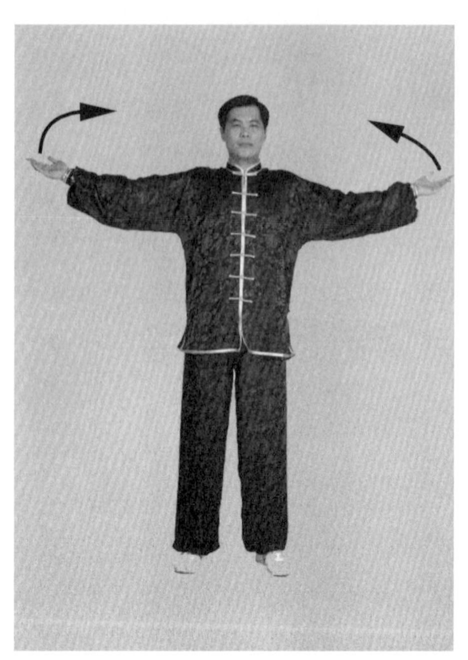

2. 雙手於身體兩側緩緩抬起，掌心向上。

3. 雙手抬到頭頂上方，雙手抱圓，掌心相對。

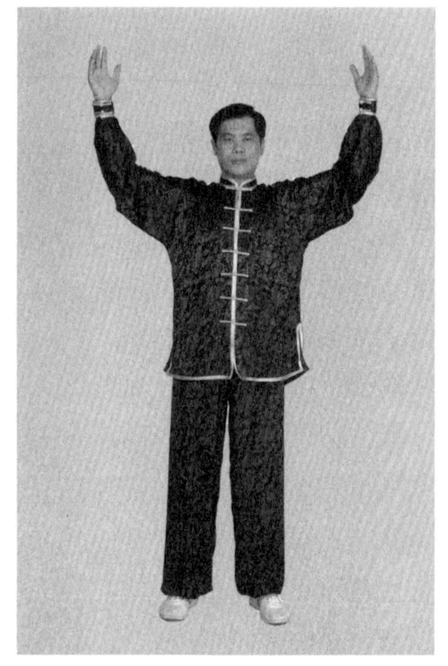

4. 雙手由頭頂經胸部下降到身體的兩側。

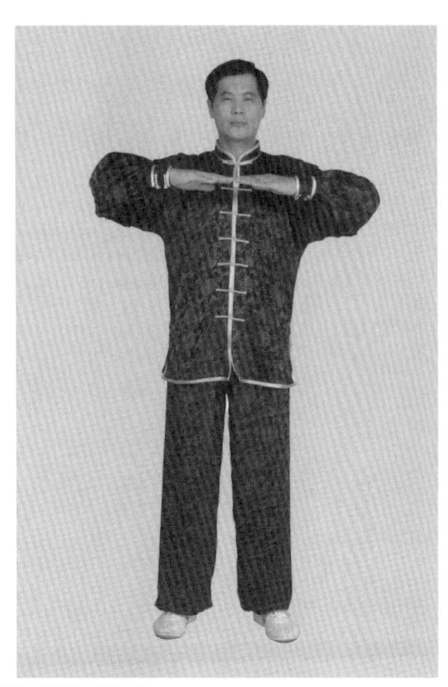

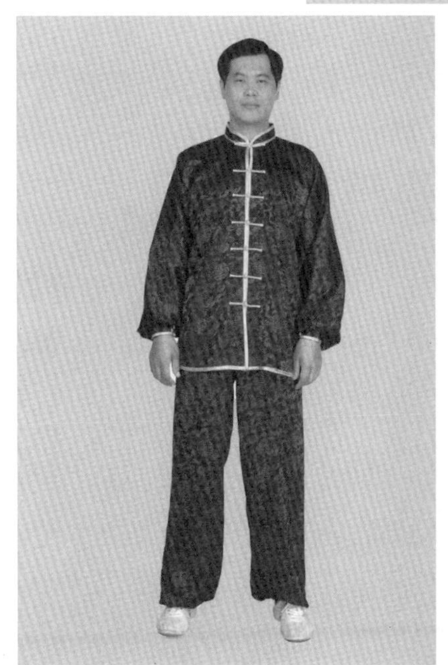

5. 雙手落於身體兩側，然後再重複鍛鍊。

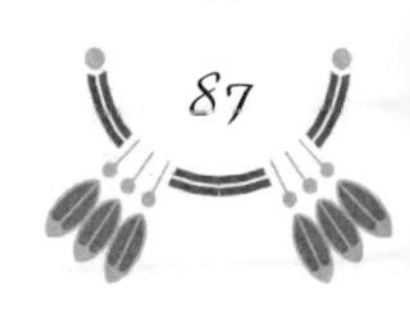

【要領】：

（1）雙手從舉起到下降來回為一次，整套習練不得少於9次，單節習練不少於18次。

（2）雙手抬起要緩慢有力，但不要僵直。

（3）要體驗到身體跟隨著雙手的上升而隨之拔起。

【冥想】：

（1）雙手向上升時要想到手臂直插至天空。

（2）雙手下降時要想到天空中有細雨下降，澆到頭部遍佈全身，把全身淤滯的疾病資訊沖刷下去。

【原理】：雙手向上時身體跟隨拔起，可使手臂到腰腿的筋與肌肉組織等得到抻拉，長期習練可強壯身體。雙手下降時想到天空中有雨水降下來沖洗全身，可從心理意識上使身體更加健康，穩定了病人的心態，有利於治療疾病。

第三節　翻山越嶺

翻山越嶺：艮卦為山。屬土，模仿一個人在翻過重重山峰，以雙手的起伏，形象的表現一個人在踏山而行。動作要緩慢、悠閒。艮為山，氣勢高大， 像直入雲霄的山峰一樣。更要想像自己是一個頭頂藍天腳踏著大地的巨人。

本節鍛鍊脾胃，增強胰腺功能。

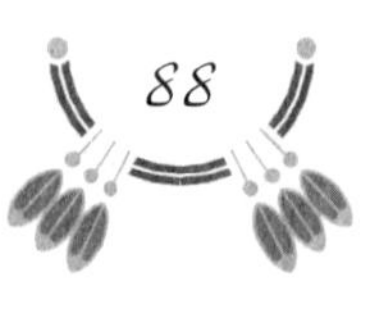

1.預備式

雙腳分開與肩同寬，雙手自然下垂，頭正、頸直、脊椎拔直、鬆腰。身體要直而不僵，鬆而不散，忘掉憂愁煩惱、心胸開闊、心情快樂，自然呼吸。輕輕想到身體的信息與周圍信息融合在一起，進入一種自然狀態。

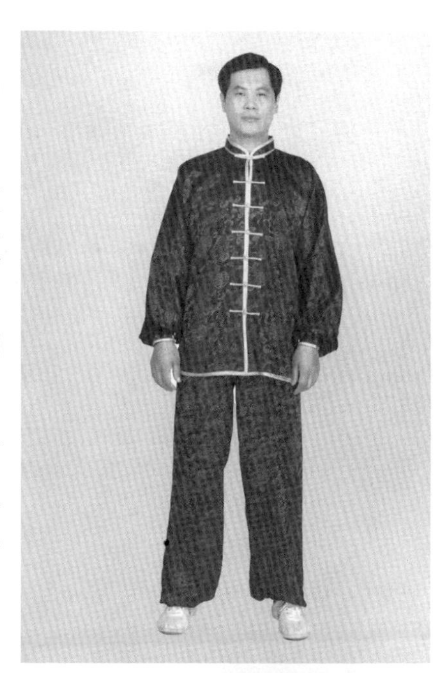

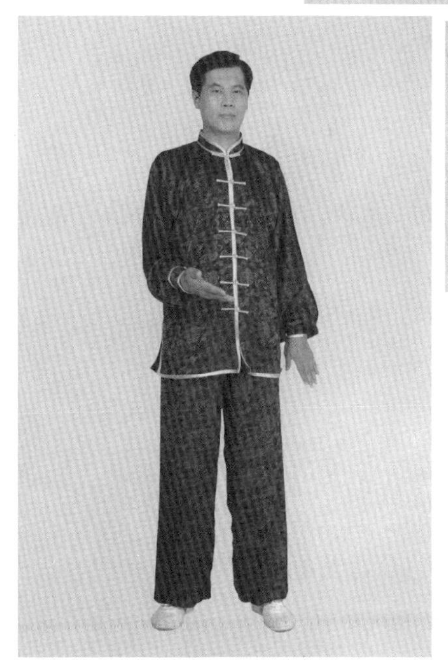

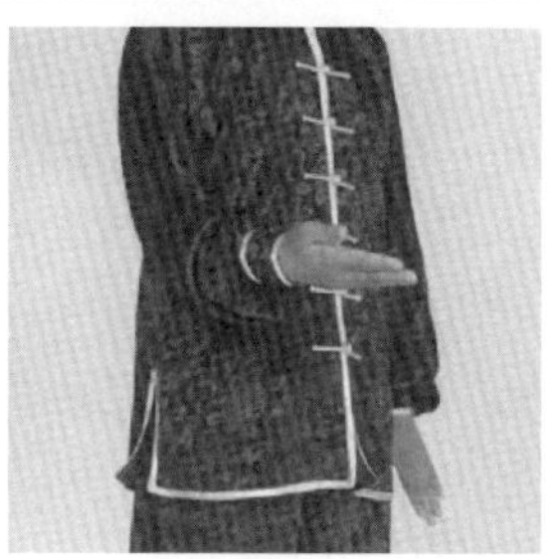

2.右手手心向上緩緩托起，左手向後推動。

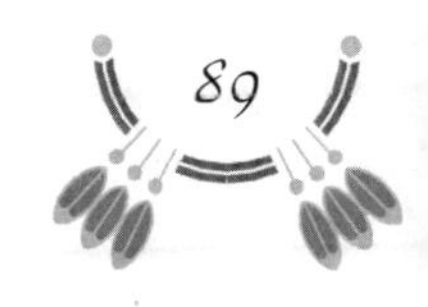

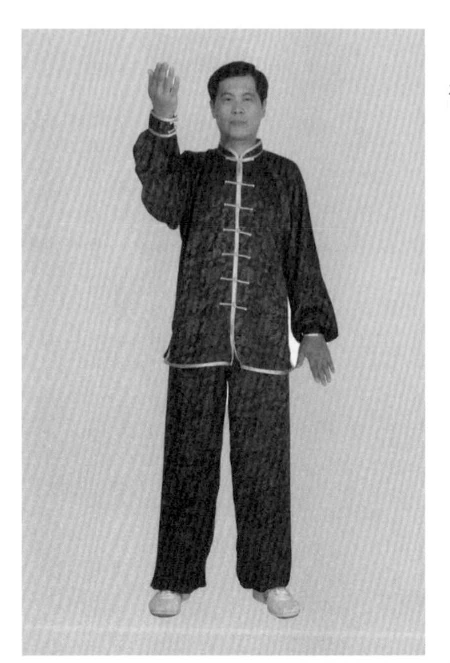

3. 右手托至於頭部。

4. 左右手同時翻掌。

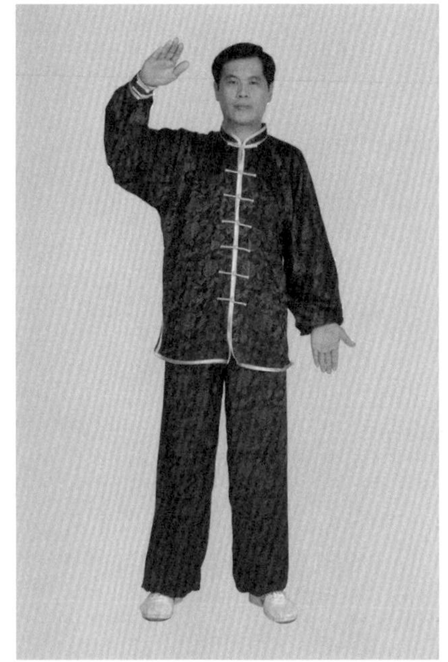

5. 右手下降，左手上升。

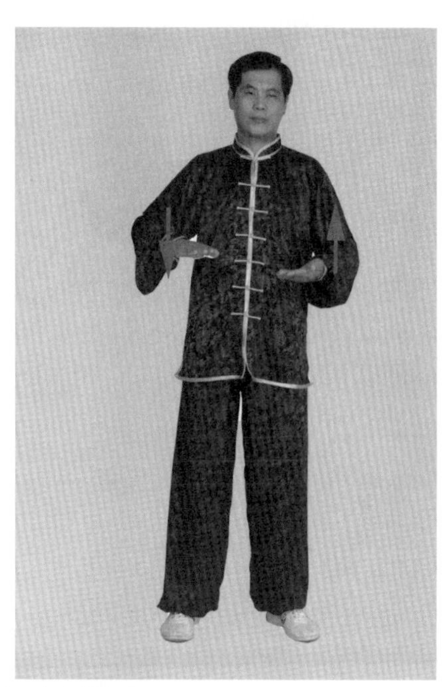

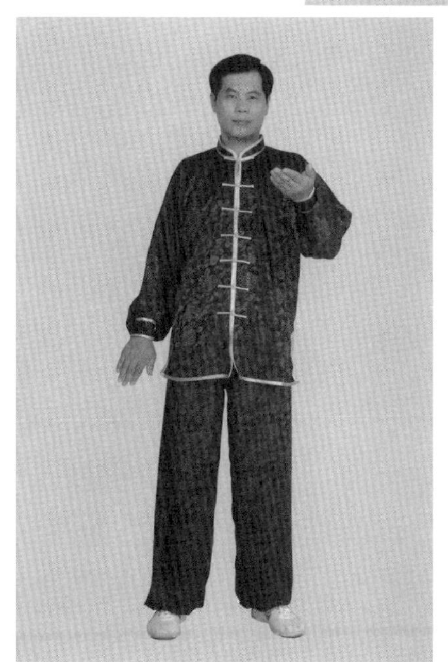

6. 左手托至胸部右手向下向後推動。

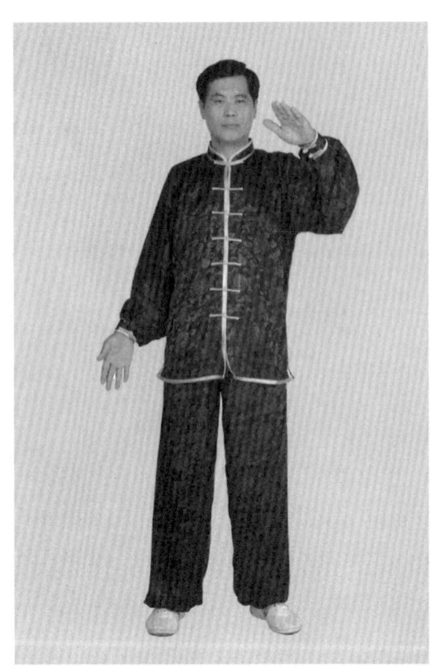

7.左右手同時翻掌。

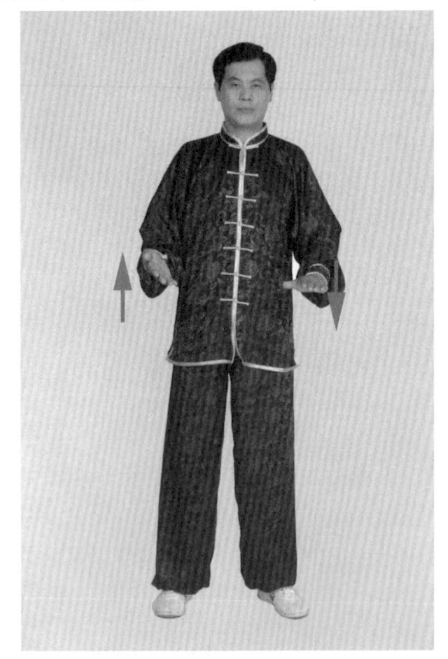

8.左手下降，右手再上升。連續不斷，反覆習練。

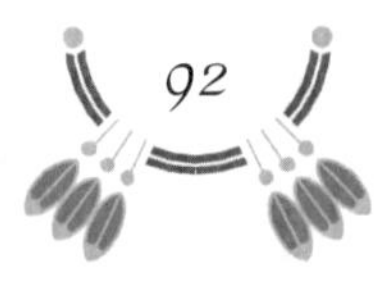

【要領】：

（1）一升一降為一次，整套習練不少於 18 次，單節習練不少於 30 次。

【冥想】：

（1）要想到自己身體高大，頂天立地。

（2）手托起時想到手裏托的是山，下降時想到把山壓至手掌下。

【原理】：

隨著雙手的上下動作，可使腹腔增強運動，長期習練可治療胃腸等多種腹腔內疾病，並可減少腹部脂肪達到瘦身的目的。

第四節　青龍探爪

青龍探爪：震卦為雷屬土，取青龍盤踞雲端，瞭望無窮宇宙，不斷舞動雙爪，抓向太空，氣勢磅礴，有抓破青天之勢。

本節調節肝、膽、眼睛、血液等疾病。

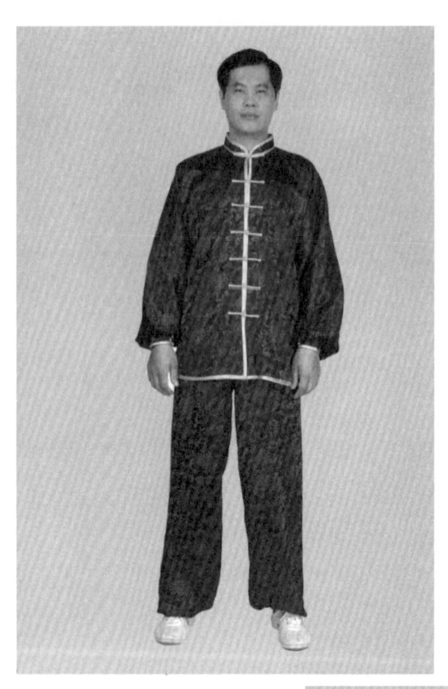

1.預備式

雙腳分開與肩同寬，雙手自然下垂，頭正、頸直、脊椎拔直、鬆腰。身體要直而不僵，鬆而不散，忘掉憂愁煩惱、心胸開闊、心情快樂，自然呼吸。輕輕想到身體的信息與周圍信息融合在一起，進入一種自然狀態。

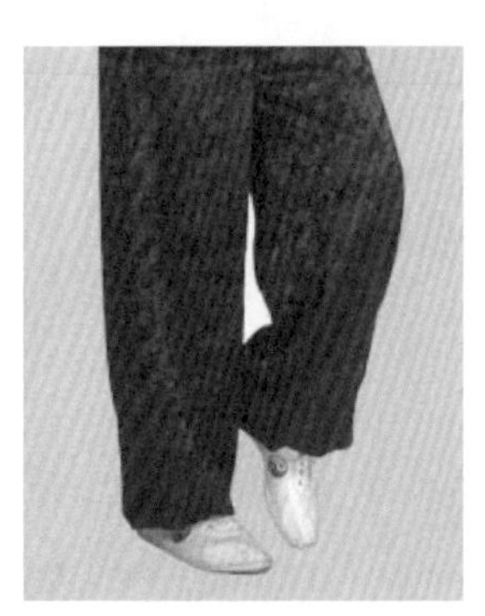

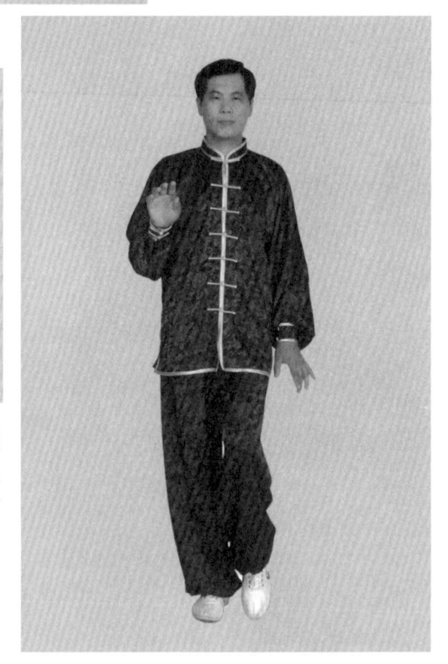

2. 右手從肋下提起，同時左腳也隨之抬起。

3. 右手向上抓，到頭頂時左腳抬到最高。

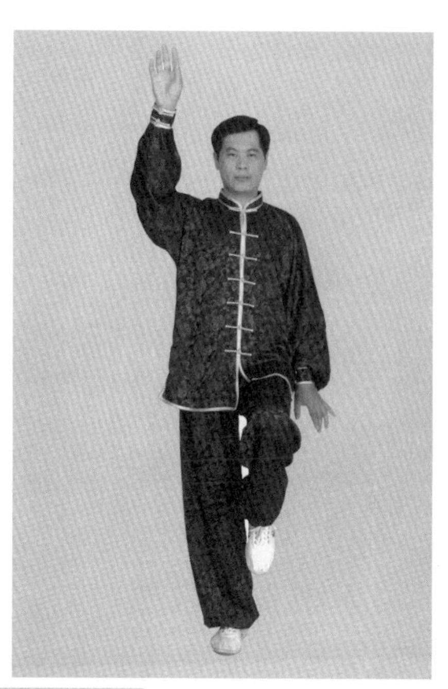

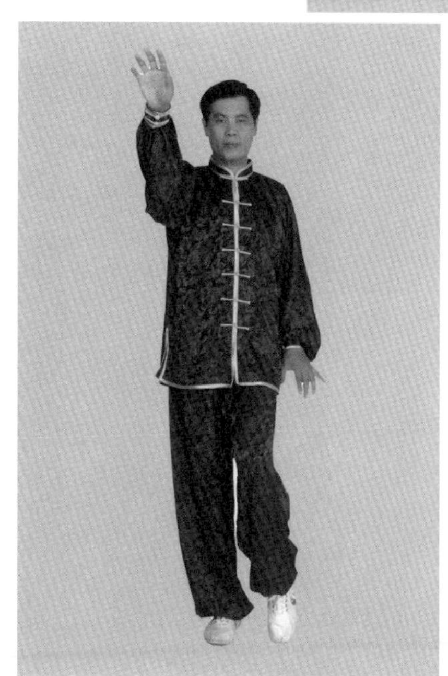

4. 右手下落，同時左手抬起，左腳下降。

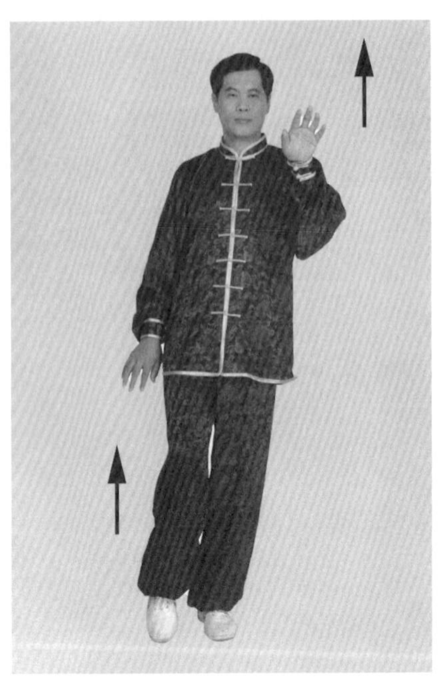

5. 左手上升，同時右腳抬起。

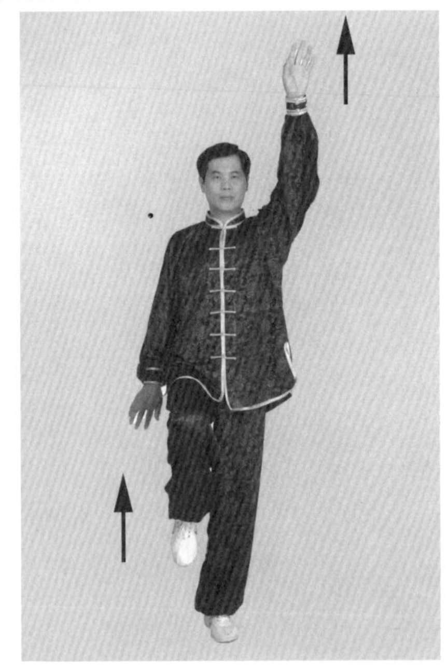

6. 左手抓到頭頂時，右腳抬到最高。

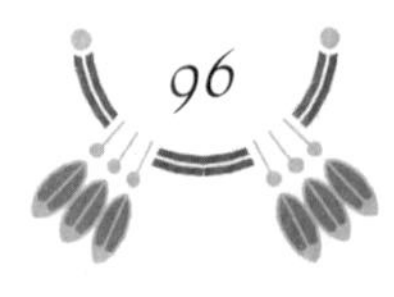

7. 左手下落，然後接續右手上升，反覆習練。

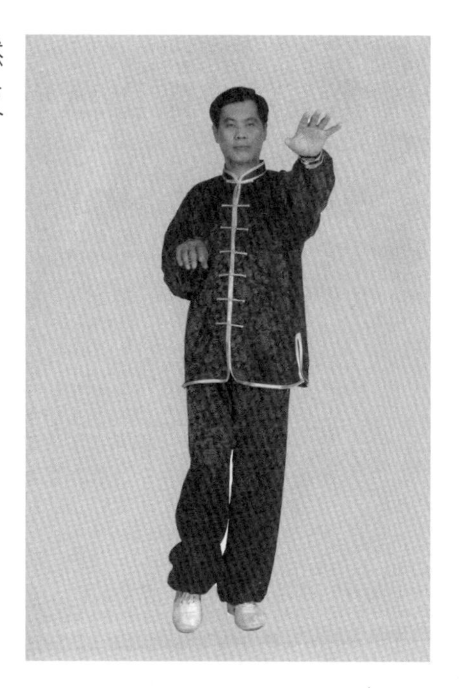

【要領】：

（1）無論左手或右手抓出即為一次，整套習練不少於 18 次（左右手各 9 次），單節習練不少於 30 次。

（2）雙手與腳的一上一下配合要協調，連續動作儘量不停，手抓時動作要柔和。

【冥想】：習練時想像自己是一條青龍在向天空探爪抓出。

【原理】：震為陽木，陽主動，在臟為肝膽，在竅為目，在體為筋，其華在爪。雙臂抓出起落的動作帶動兩肋肌肉的收張，腳部配合時，能使手臂到腳的筋都能得到舒展，有利開通經絡。

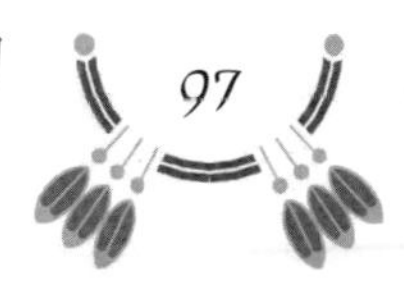

第五節　鵬程萬里

鵬程萬里：巽卦為風屬木，像大鵬嚮往飛翔萬里晴空之勢。

本節增強肝、膽、眼睛、血液等功能。

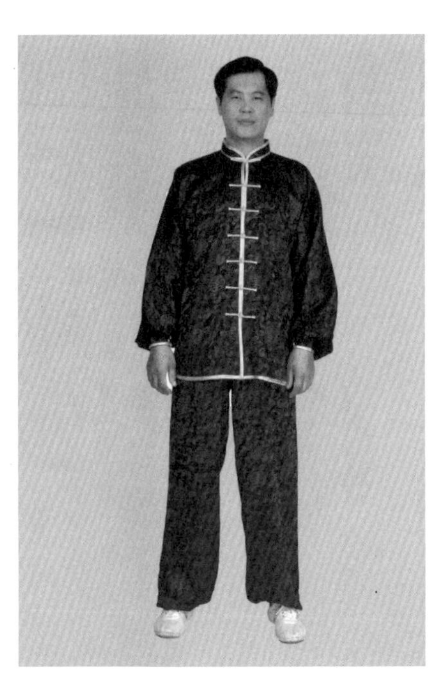

1.預備式

雙腳分開與肩同寬，雙手自然下垂，頭正、頸直、脊椎拔直、鬆腰。身體要直而不僵，鬆而不散，忘掉憂愁煩惱、心胸開闊、心情快樂，自然呼吸。輕輕想到身體的信息與周圍信息融合在一起，進入一種自然狀態。

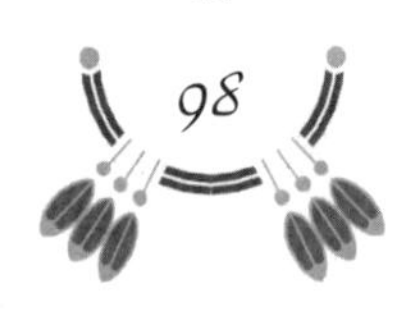

2. 雙手緩緩，同時頭、胸部、腰部漸漸向右轉動。

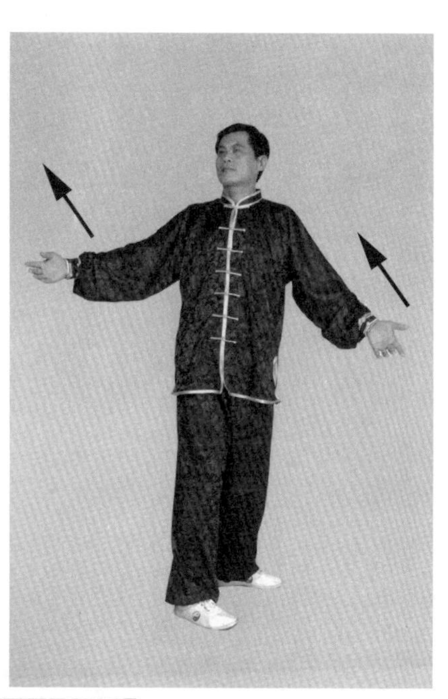

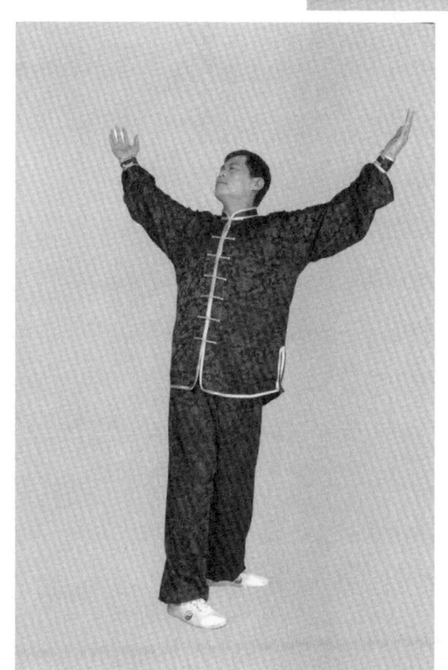

3. 雙手抬起高於頭部，盡量向右上方伸展。

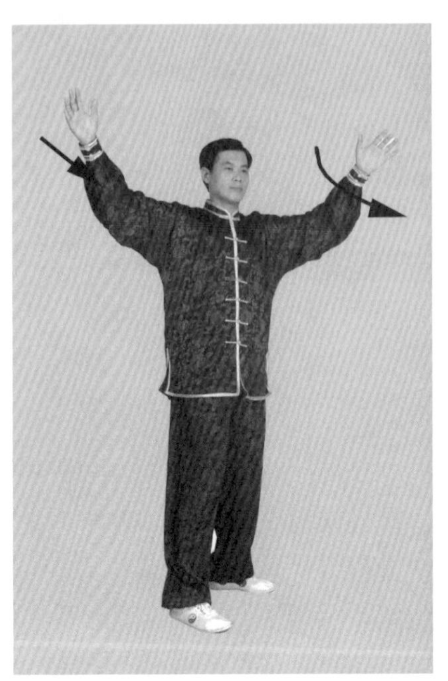

4. 雙手漸漸下落，身體向正面轉動。

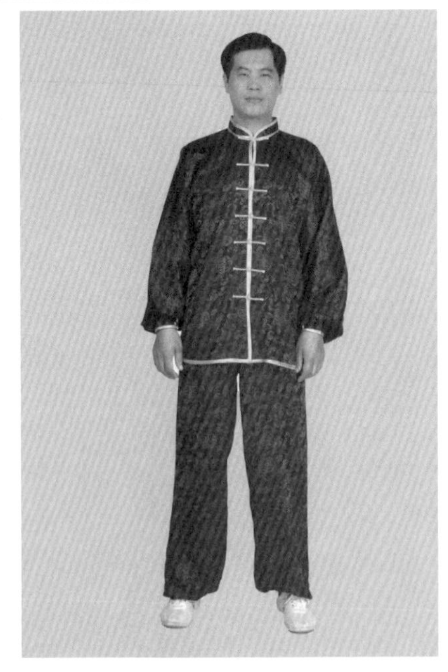

5. 轉動到正面姿勢，雙手落於身體兩側。

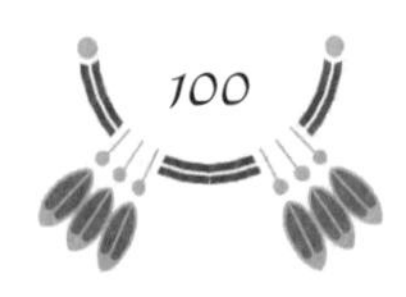

6. 雙手抬起，頭胸腰部向左轉動。

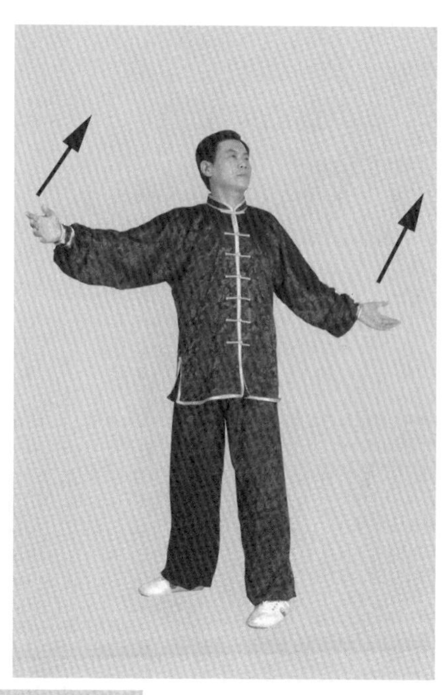

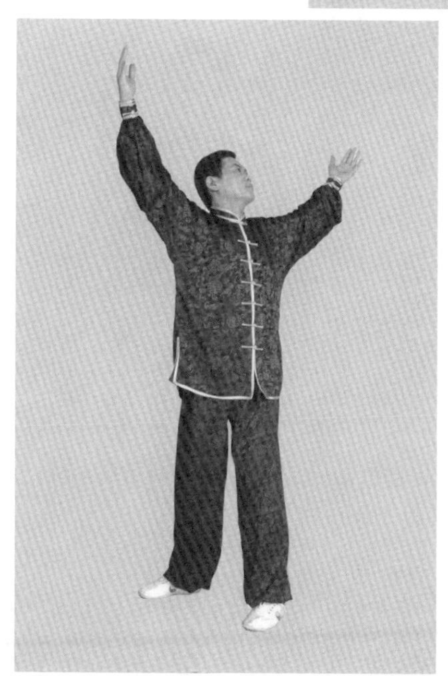

7. 雙手抬起高於頭部，盡量向左上方伸展。

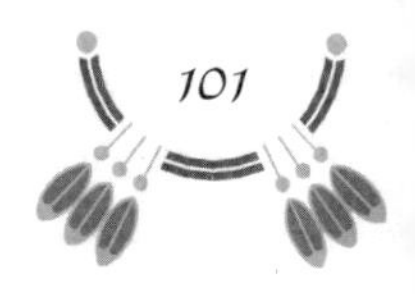

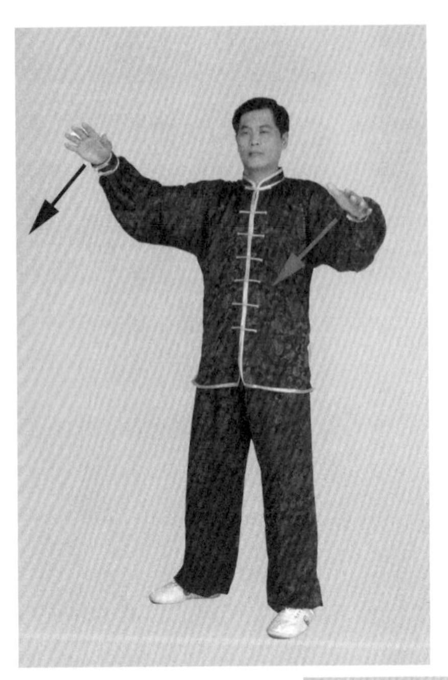

8. 雙手下落，身體逐漸向正面轉動。

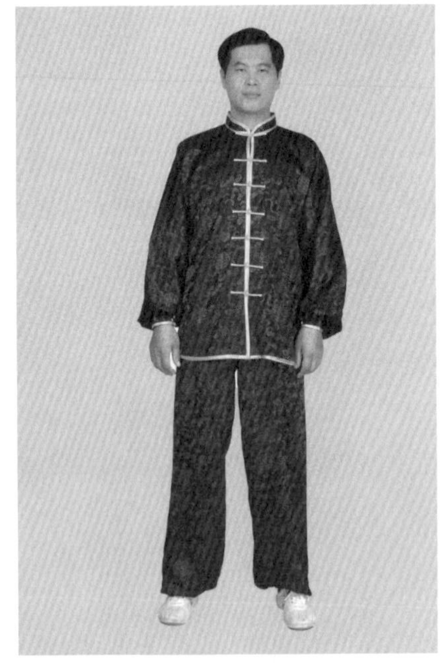

9. 轉動到正面姿勢，雙手自然下垂。

【要領】：

（1）雙手一起一落為一次，整套習練不得少於18次，單節習練不得少於30次。

（2）雙手與頭部、胸部、腰部的轉動配合要協調，柔和得像清風一樣。

【冥想】：

習練時要想到自己像一隻大鵬鳥欲展翅而飛，氣勢龐大。

【原理】：

巽為風為陰木，陰主靜，所以，此勢有氣勢磅礴的一面，又要向輕風一樣動中求靜，手臂在斜上方循序的柔和舒展，以調節肝膽功能。

第六節　雀飛蝶舞

雀飛蝶舞：離卦屬火、仿蝴蝶飛舞之勢，像一隻巨大的蝴蝶展開雙翅在花叢中飛舞，所以，心情非常輕鬆愉快。

本節調節心臟、小腸、腦神經等功能。

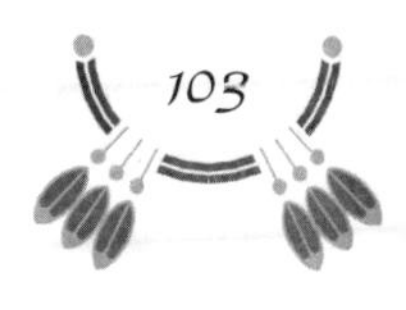

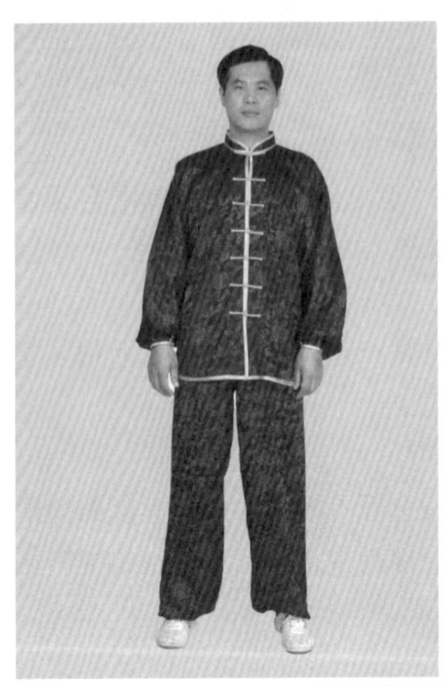

1.預備式

雙腳分開與肩同寬，雙手自然下垂，頭正、頸直、脊椎拔直、鬆腰。身體要直而不僵，鬆而不散，忘掉憂愁煩惱、心胸開闊、心情快樂，自然呼吸。輕輕想到身體的信息與周圍信息融合在一起，進入一種自然狀態。

2. 右手向前方抬起。

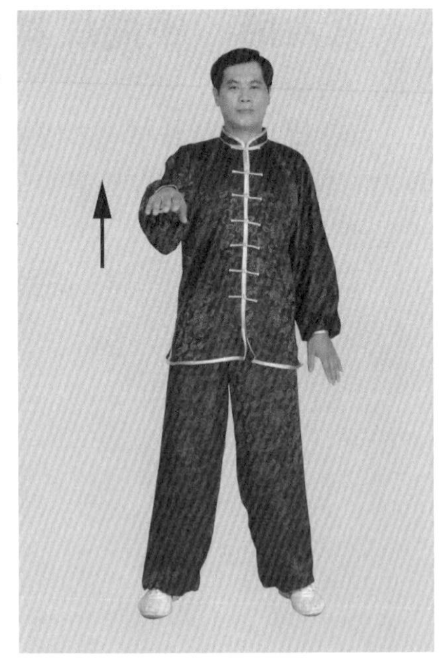

3. 抬到頭頂上方，身體向右轉動。

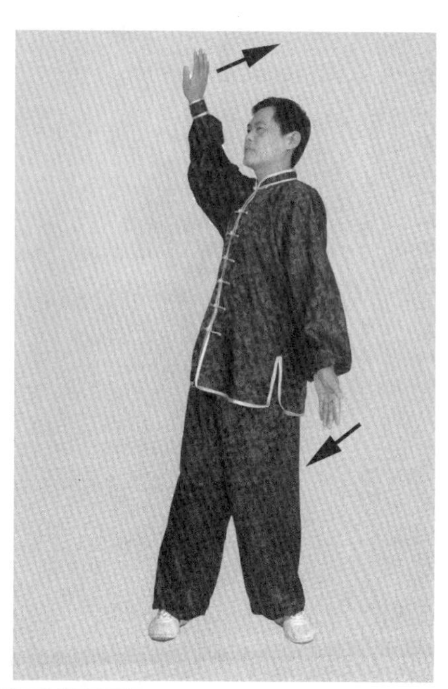

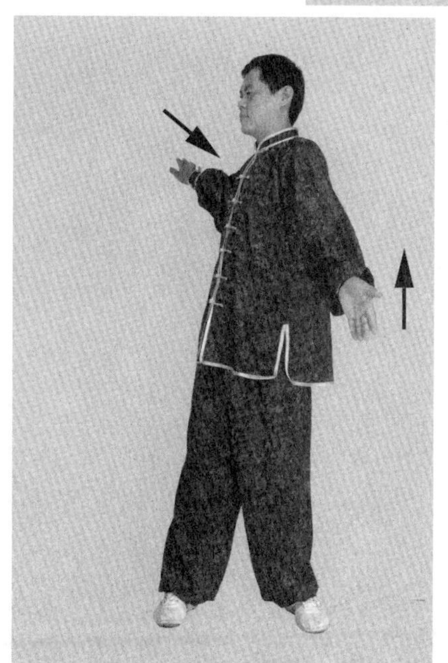

4. 手掌心向後，向外劃動，右手向外劃動的同時，左手抬起。

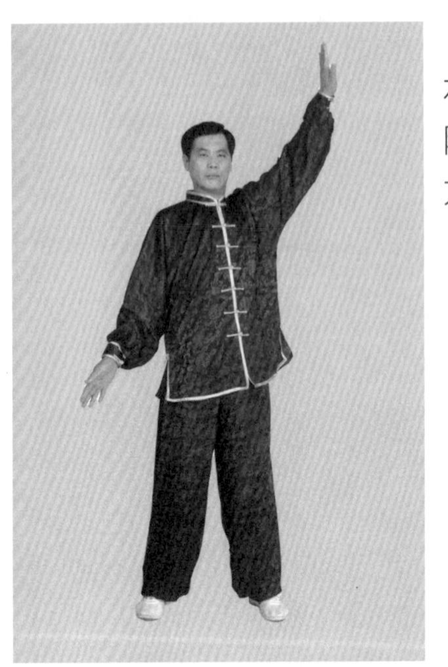

5. 右手劃到身體右側下方時，左手跟隨著劃動到頭頂上方。

6. 左手再接續向外向後劃動，右手配合劃動。應連續不斷反覆劃動。

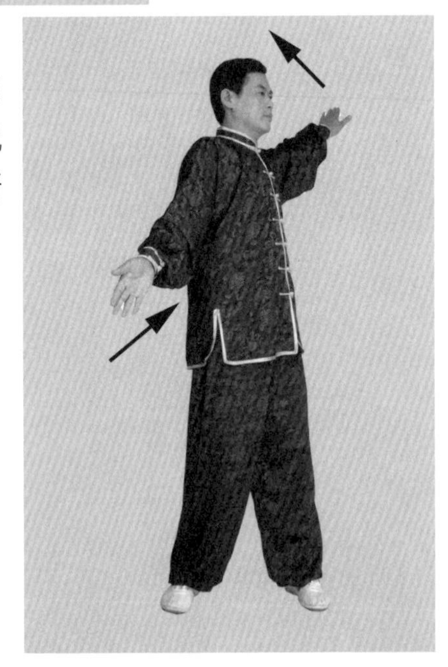

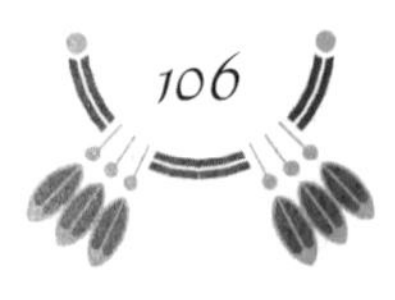

【要領】：

（1）每隻手臂劃動一遍即為一次，整套習練劃動次數不少於 18 次（左右手各劃動 9 次），單節習練不得少於 30 次。

（2）雙手一上一下向左右兩上方劃動時，頭隨著上方擺動的手臂轉動。

（3）雙手擺動動作要圓，連貫、柔和、輕鬆、身體儘量保持中正。

【冥想】：

想像自己美麗快樂，像天空飛舞的大蝴蝶悠閒自得。

【原理】：

離象麗，精神快樂，離又為炎，火性炎上，意識隨上方擺動的手臂而行，以象離卦之德，意識隨手臂上行而使心臟陽火得以扶正，調整心臟功能，同時使大腦神經得到調解，雙臂擺動帶動胸腔不斷收張，以調解心臟功能。

第七節　泥土芳香

泥土芳香：坤卦為土，人應大地之氣滋潤生長，坤土可生化萬物，是人體元氣之本，人體資訊與大地的自然資訊更好的共震融合。

本節可以使人身體強健，元氣充足，抵抗疾病能力增強，免疫力提高。

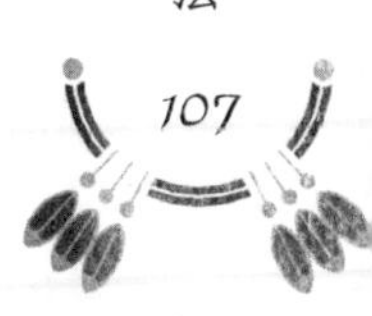

1.預備式

雙腳分開與肩同寬，雙手自然下垂，頭正、頸直、脊椎拔直、鬆腰。身體要直而不僵，鬆而不散，忘掉憂愁煩惱、心胸開闊、心情快樂，自然呼吸。輕輕想到身體的信息與周圍信息融合在一起，進入一種自然狀態。

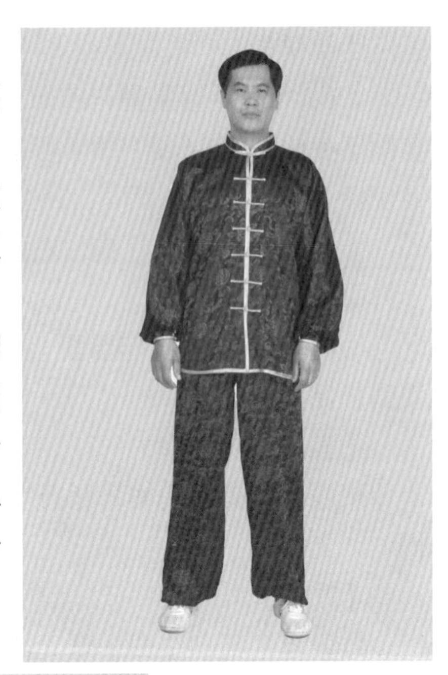

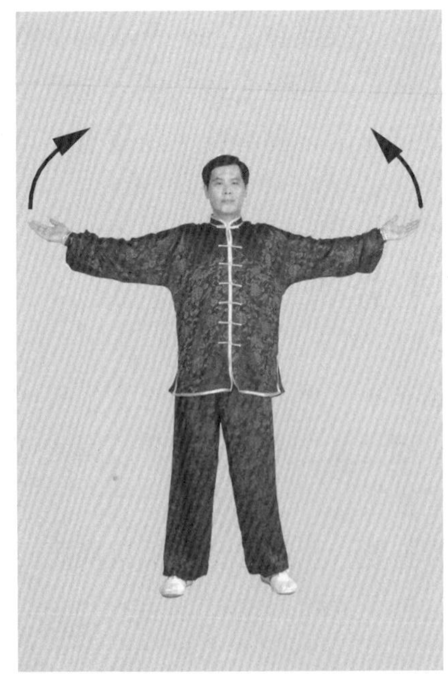

2. 雙手由身體兩側托起，掌心向上。

3. 雙手托至高於頭部。

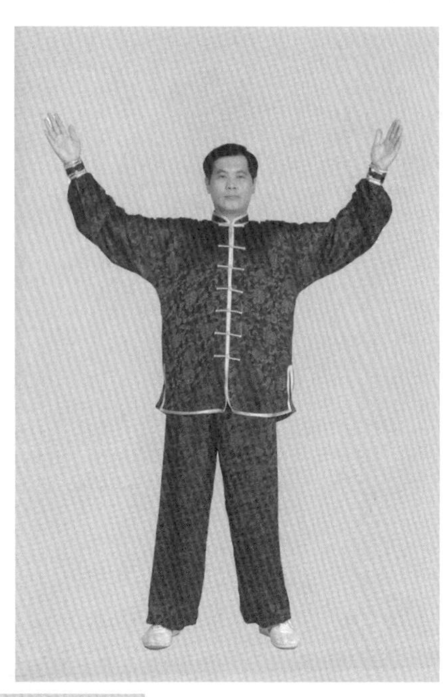

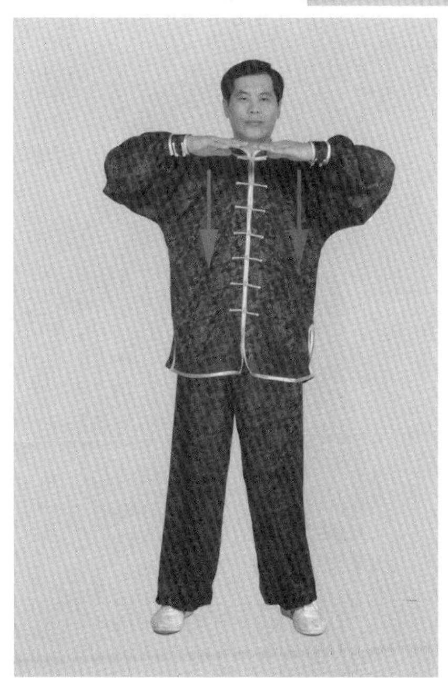

4. 翻掌，掌心向下雙臂向胸前合攏，指尖相對。

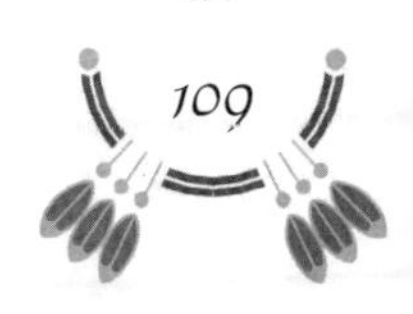

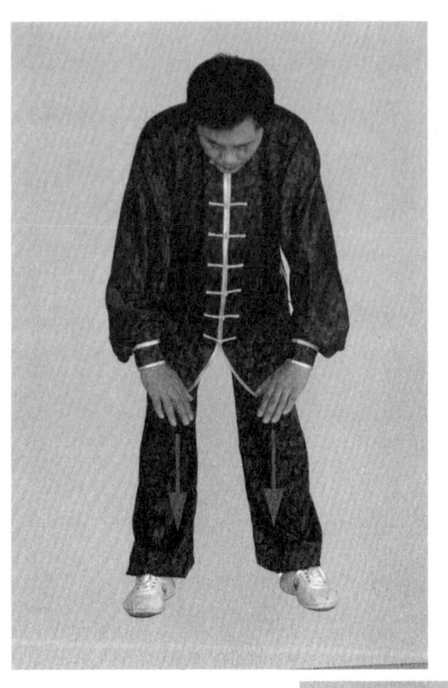

5. 雙手由身前下降，身體隨之彎曲。

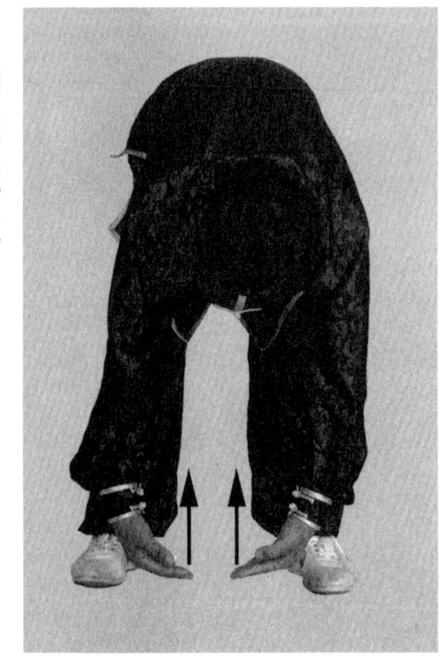

6. 雙手下降到接近地下時，翻掌（想到雙手捧起大地的泥土體會泥土芳香的氣息）手掌向上托起。

7. 手掌托起時，身體隨即伸直。

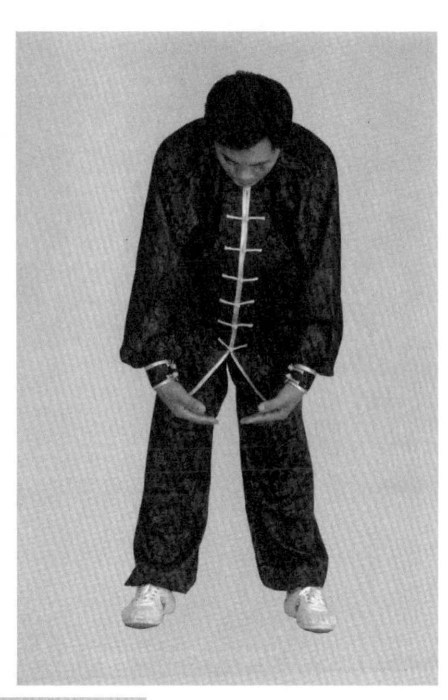

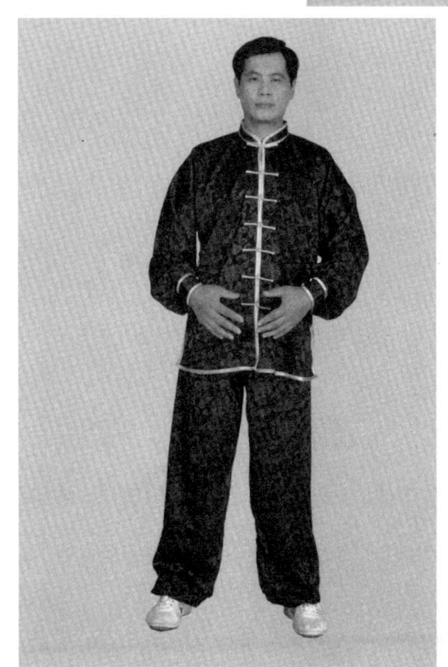

8. 雙手托到腹部時掌心向內。

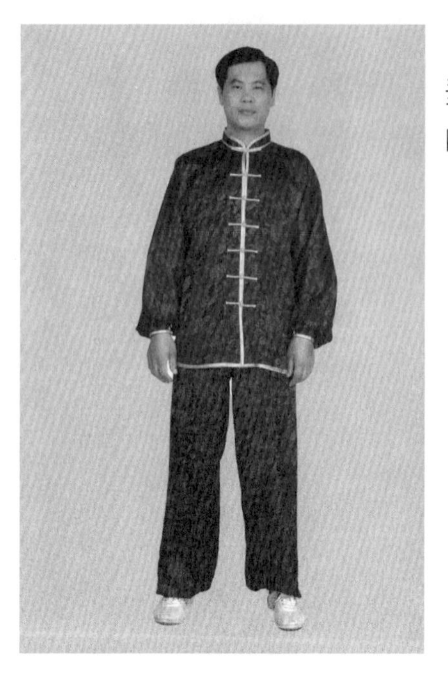

9. 雙手自然下垂，恢復預備式姿勢時，即可重複習練。

【要領】：

本節從雙手由兩側托起開始，到恢復預備式姿勢時為一遍。整套習練不得少於 9 遍，單節習練不得少於 18 遍。

【冥想】：

要想像體會到泥土芳香的氣息。

【原理】：

坤為大地，生養萬物，想像雙手捧起泥土就會使土地資訊更好的與身體融合，吸收了大地的氣息，隨著雙手的起落，身體跟隨著彎曲、伸直、使五臟六腑都得到調理，強壯身體。

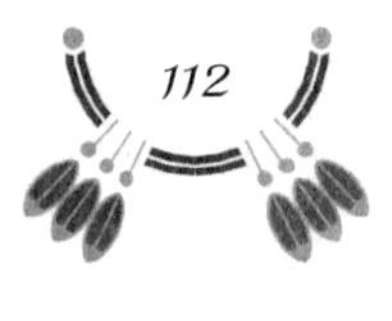

第八節　碧波蕩漾

碧波蕩漾：兌卦為澤為湖，本節模仿人在湖水中雙手劃動的形態。

治療肺、大腸等部位疾病，疏通經脈。

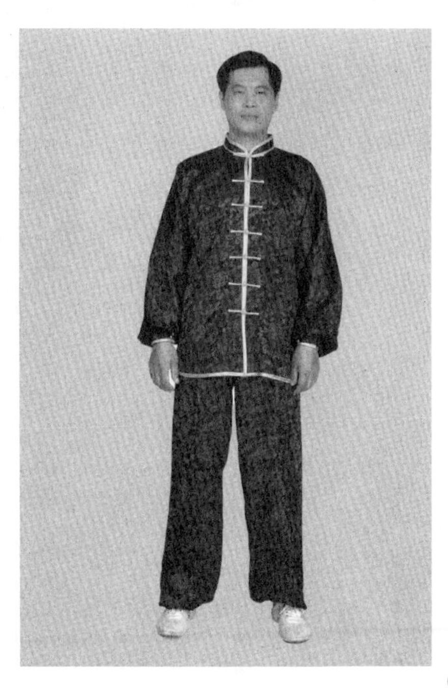

1.預備式

雙腳分開與肩同寬，雙手自然下垂，頭正、頸直、脊椎拔直、鬆腰。身體要直而不僵，鬆而不散，忘掉憂愁煩惱、心胸開闊、心情快樂，自然呼吸。輕輕想到身體的信息與周圍信息融合在一起，進入一種自然狀態。

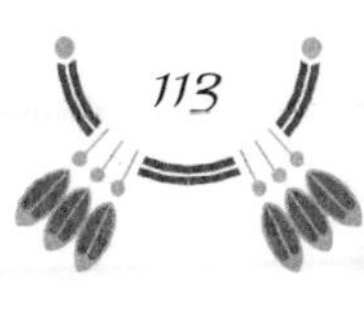

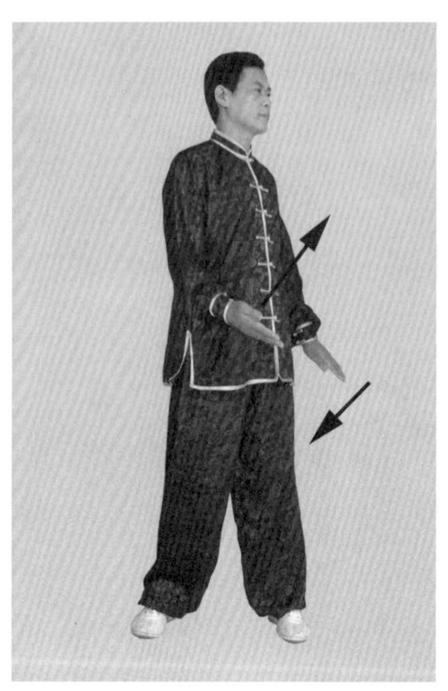

2. 右手手掌向前劃動，左手掌心向後同步劃動，邊劃動身體邊向左轉。

3. 右手到胸部，左手劃到後側。

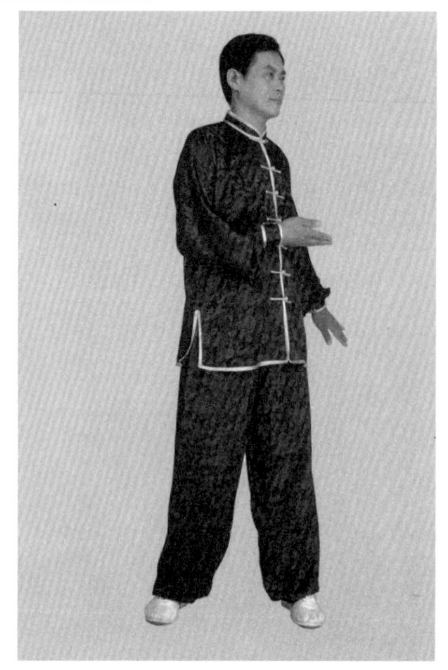

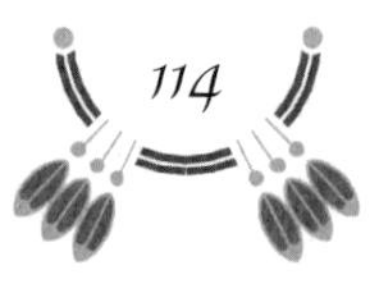

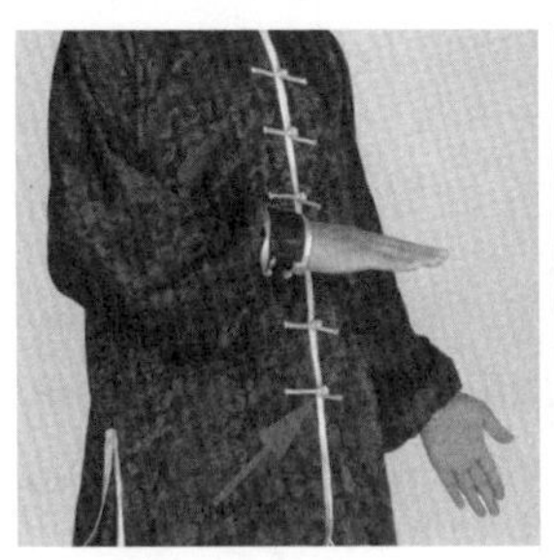
翻掌後雙手狀態

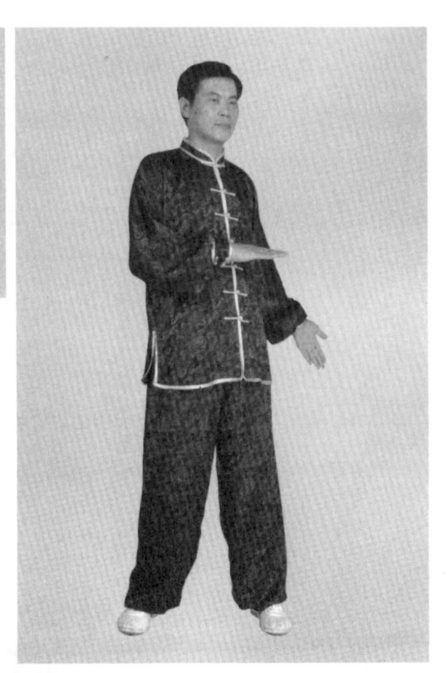

4. 雙手翻掌，右手心向下，左手掌心向前。

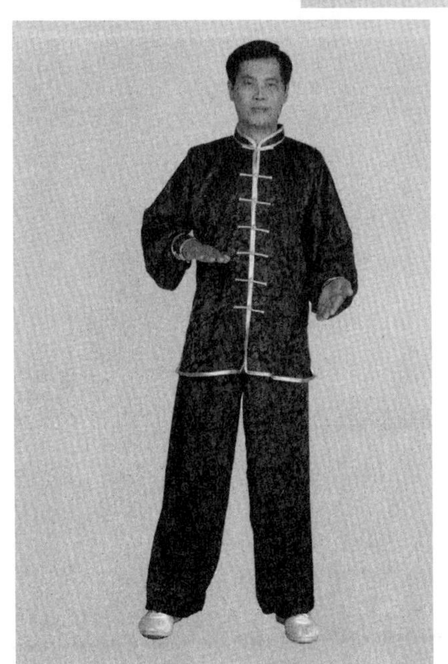

5. 右手向下劃動，左手向前劃動。

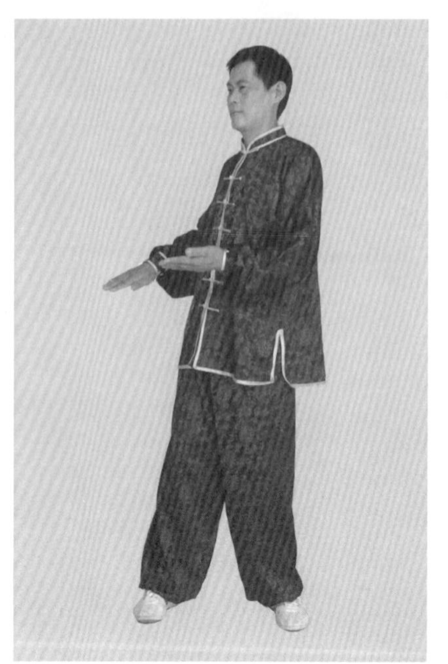

6. 身體隨之右轉。

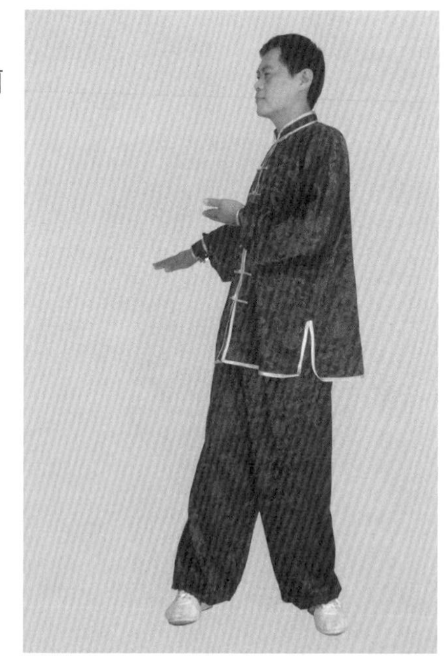

7. 左手劃至胸前右手劃至右後側。

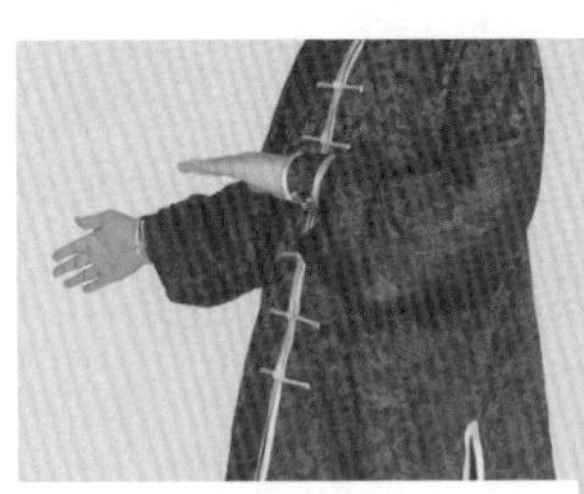

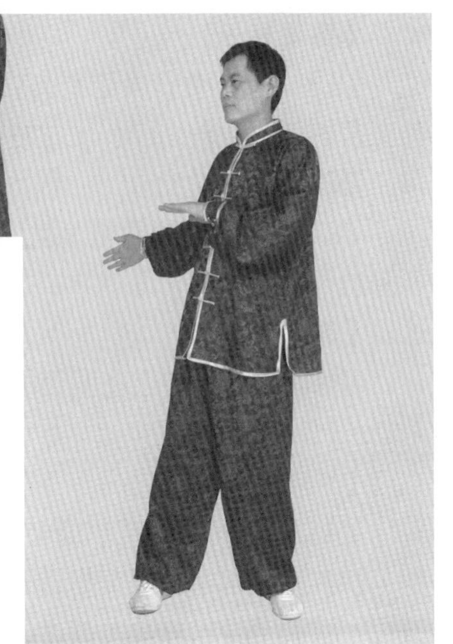

8. 翻掌，左手掌心向下，右手掌心向前。

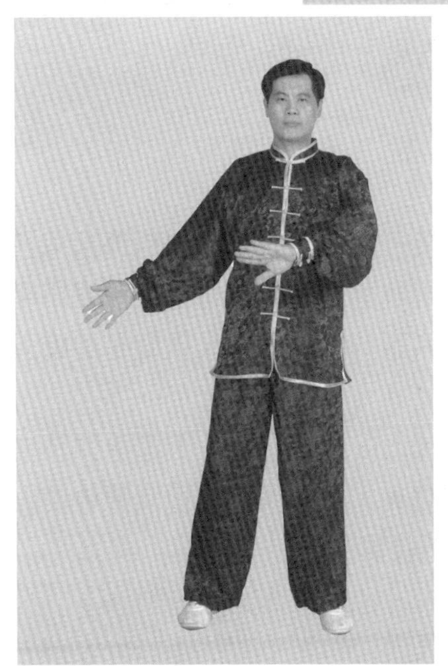

9. 左手向下劃動右手向前劃動，身體向左轉動，雙手不斷反覆習練。

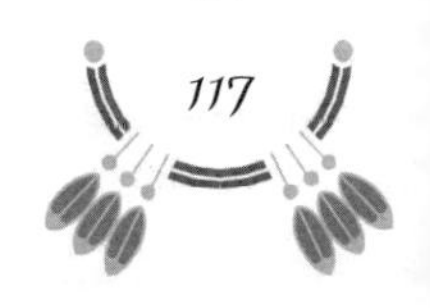

【要領】：

（1）每隻手臂從後劃到胸前再劃回原處為一次，整套習練不得少於 18 次（左右手臂各劃動 9 次），單節習練不得少於 30 次。

（2）雙手動作要柔和、連貫、手臂和身體的轉動要協調，有節奏。

【冥想】：

習練時要想像自己在明淨的湖水中隨著碧波雙手划動。

【原理】：

兌為沼澤、湖泊。想像自己在明淨的湖水裏划動，就會使湖水中的精華物質資訊更好地與身體資訊溶合，滋潤全身，祛除血液毒素。隨著雙手的划動，帶動了胸腔的運動，使肺部功能得以增強。

收　勢

整套健身操習練後一定要做收勢（包括每天只進行單節習練的）。透過收勢的動作，可使人體資訊產生陰陽清明，也就是常講的下實上虛，這就是健康人體應該所具備的狀態。

下實後身體強壯有力，體質增強，上虛後頭腦清亮，思維敏捷，沒有虛火，長期保持這種狀態會使人很健康，不易得病，延長壽命。

收勢動作

(1) 搓手 (2) 摩面 (3) 乾梳頭 (4) 拍打頭頂．(5) 輕拍打後腦 (6) 拍打頸椎 (7) 拍打雙肩 (8) 拍打左手臂 (9) 拍打右手臂 (10) 拍打前胸 (11) 拍打腹部 (12) 拍打大腿 (13) 拍打膝蓋 (14) 拍打小腿 (15) 拍打後腰 (16) 拍打大腿後面 (17) 恢復正常狀態。

(1) 搓手

雙手要搓熱。

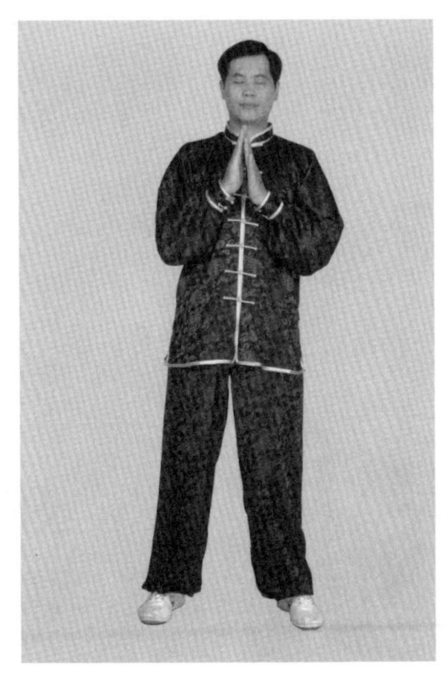

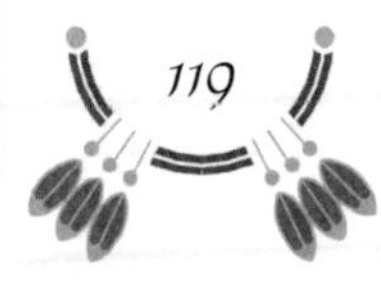

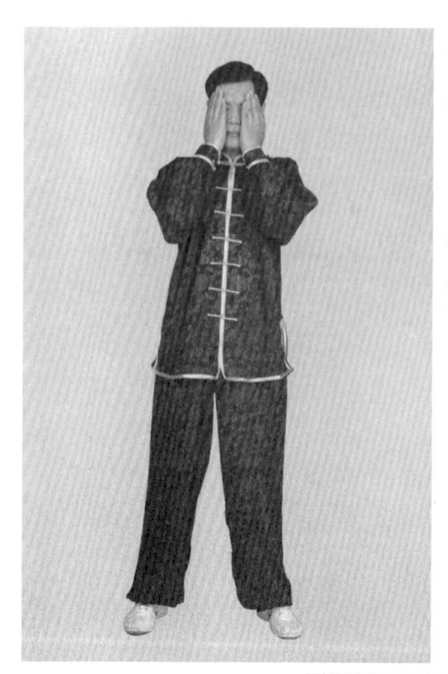

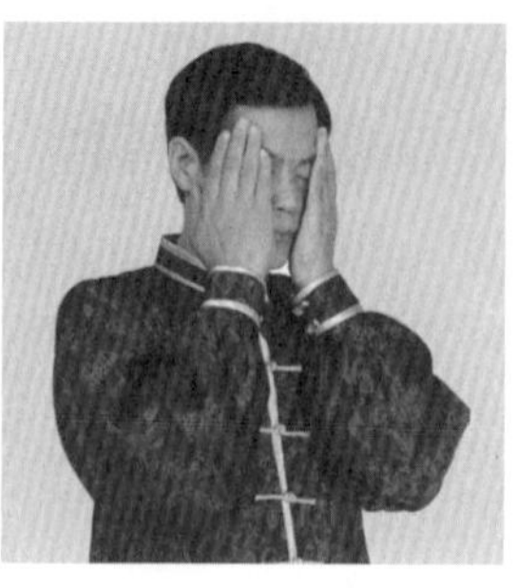

(2)摩面

雙手拇指要擦到耳後來摩擦。

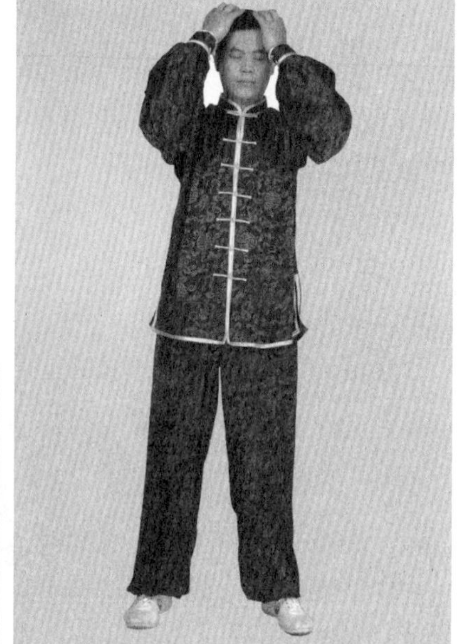

(3)乾梳頭

十指分開像梳子一樣梳頭。

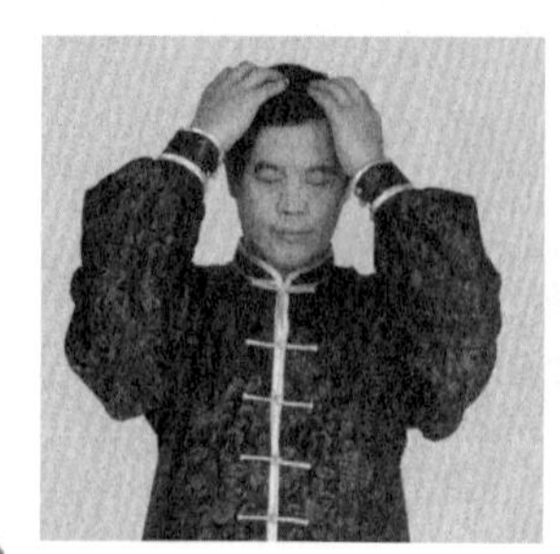

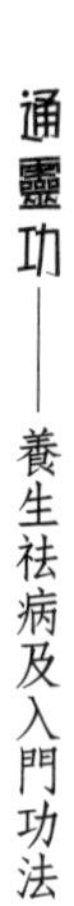

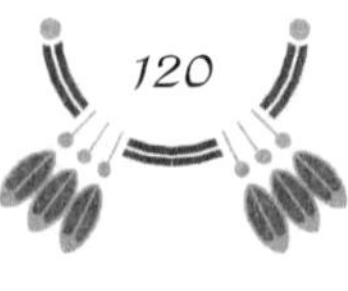

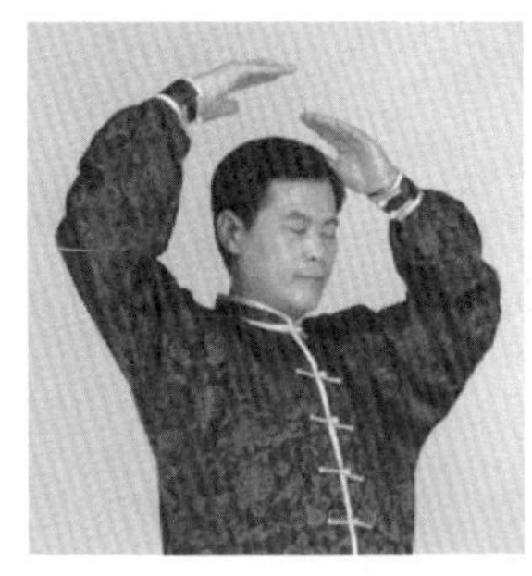

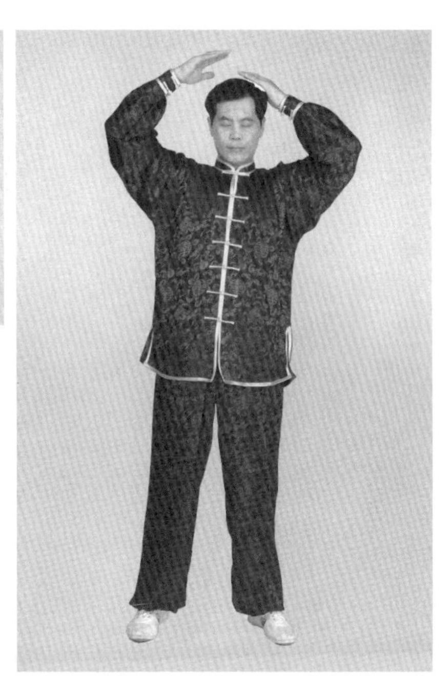

(4)拍打頭頂

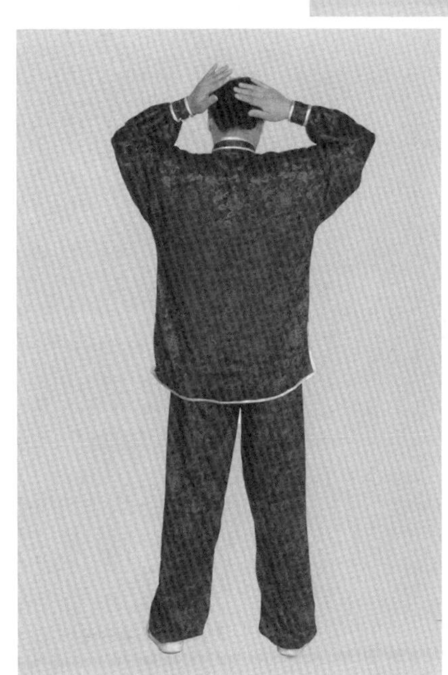

(5)輕輕拍打後腦

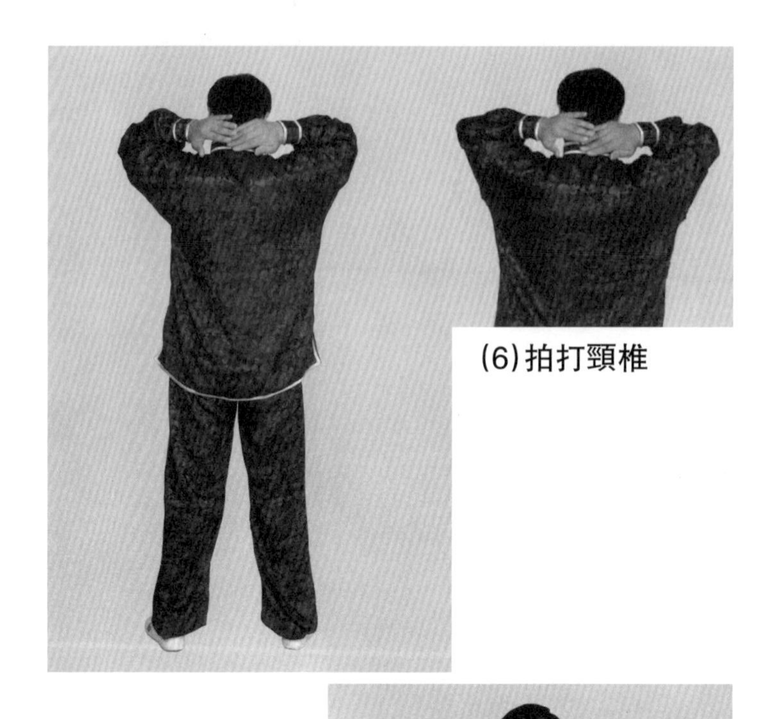
(6)拍打頸椎

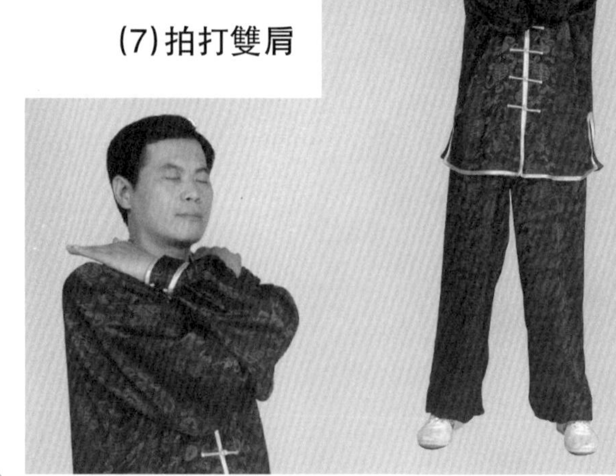
(7)拍打雙肩

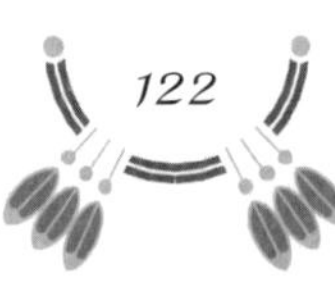

(8)拍打左手臂

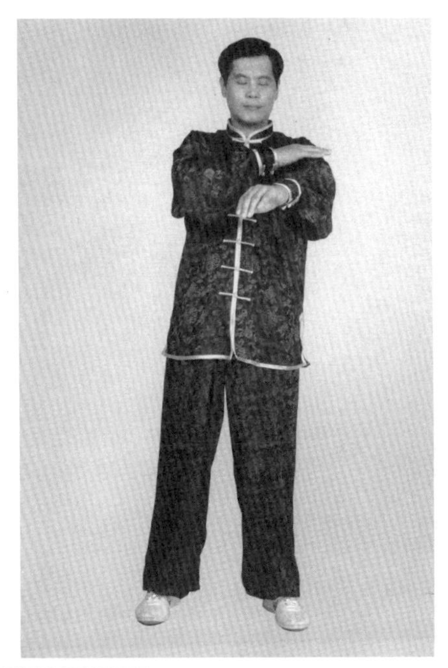

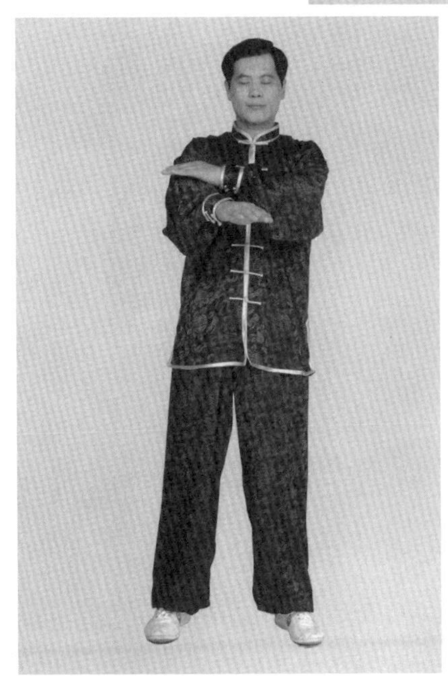

(9)拍打右手臂

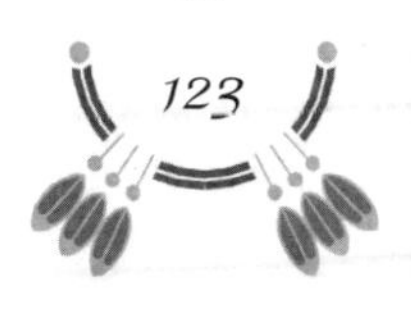

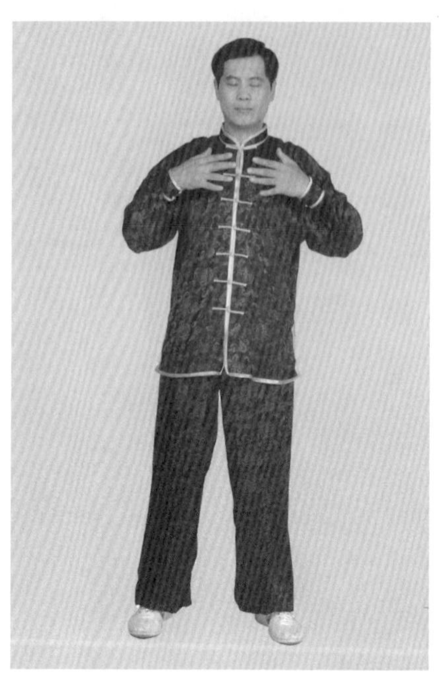

(10)拍打前胸

(11)拍打腹部

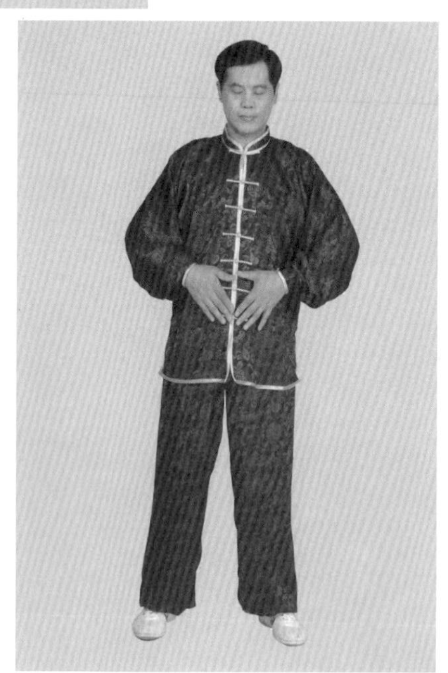

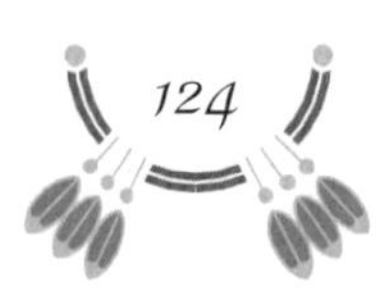

(12)拍打大腿

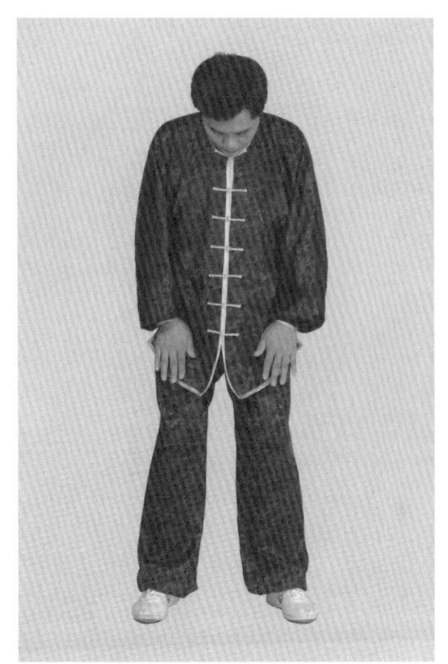

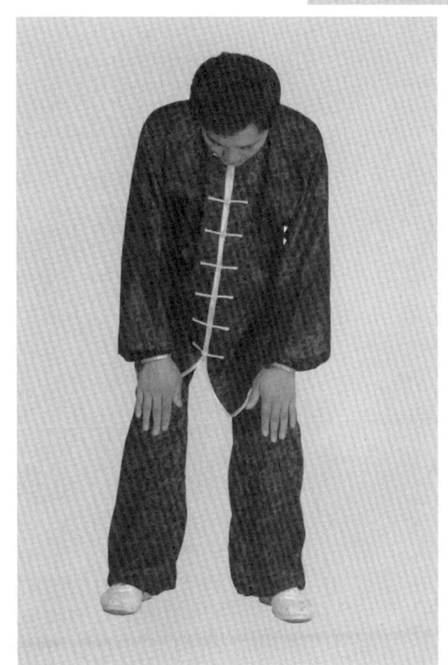

(13)拍打膝蓋

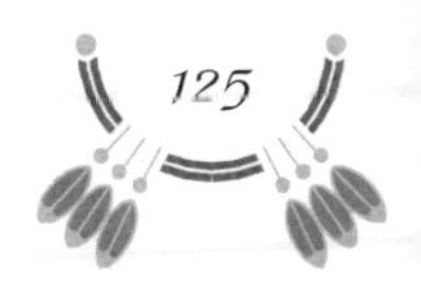

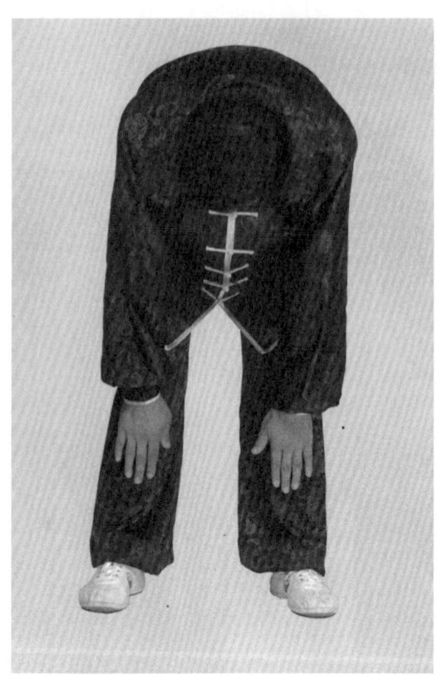

(14)拍打小腿

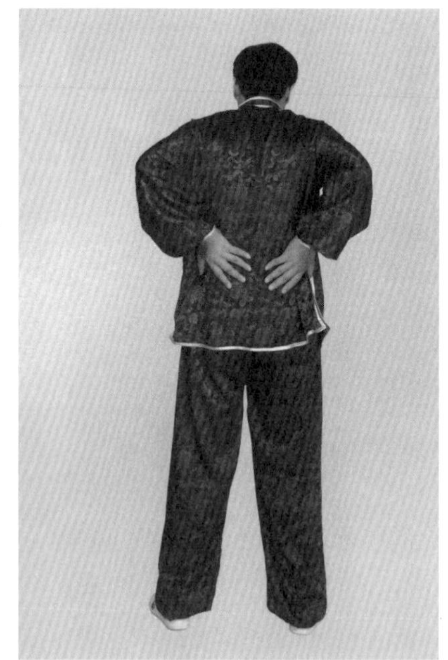

(15)拍打後腰

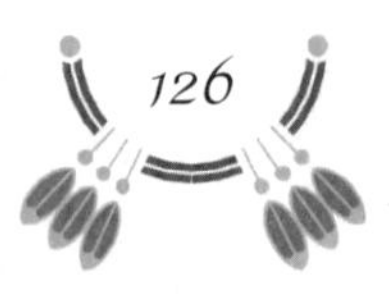

(16)拍打大腿後面

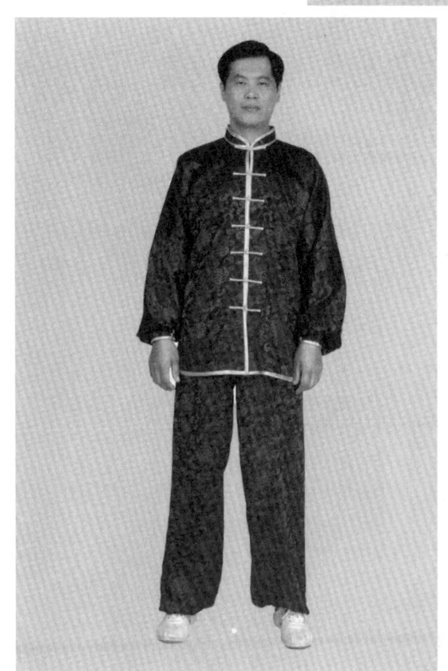

(17)恢復正常狀態

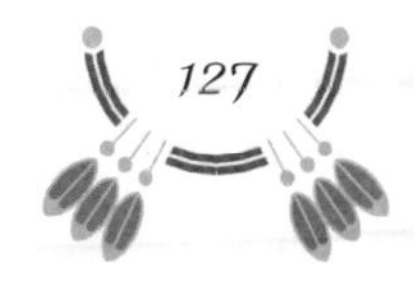

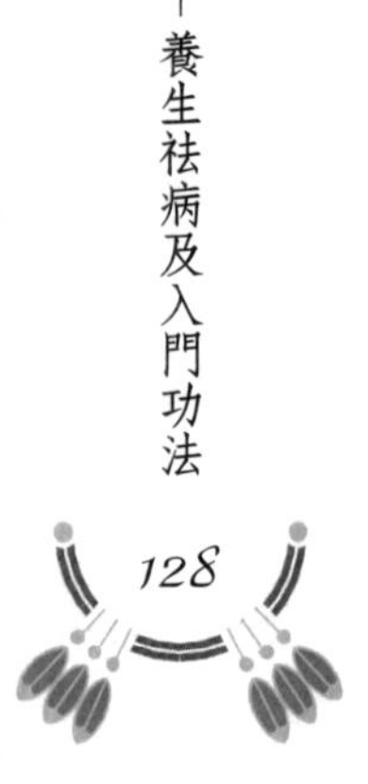

附錄1

通靈聖緣

我出生在 1967 年的冬天，家境貧寒，出生地是中國北方的大城市——長春市。

這座城市是當年日本侵略中國時，扶植的號稱滿州國的國都。日本戰敗後被中國政府收回，但這座城市又經歷了國共內戰，共產黨軍隊圍困國民黨軍隊，活活餓死了幾十萬人。後來國民黨軍隊投降，但倖存下來的百姓並不多，經過戰爭的洗禮，整個城市破爛不堪，滿目瘡痍。在我小時候記事時，還能到處看到戰爭的痕跡，後來有很多地方的人湧入了這座城市，組成了新的市民，多數是山東、河北和長春市周邊的，少量是其他各地的。

我們家也在爺爺的指揮下，從長春市的鄉下搬入了這個城市，獨自擁有了一套院落和幾間草坯房。後來工廠招工，父親就當了工人，養著我們一家人。這樣的生活狀況非常艱難，父親就養了幾隻羊，用羊奶來補充我們的糧食，多餘的又賣給別人。

後來，這些羊生了很多羔羊，漸漸地組成了一個羊群，我自然而然就變成了放羊娃，當時我只有五歲，這個年齡在現今生活中能承擔這樣的擔子是不可

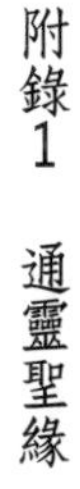

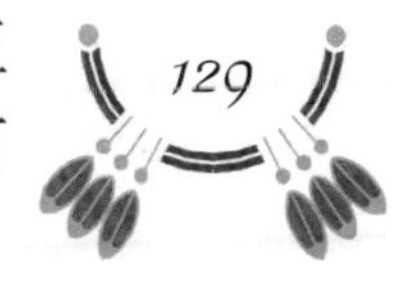

思議的，但那時沒有辦法，因為爺爺經常在農村生活，況且年紀很大了，父親每天要工作，當時的中國每週只有一天的休息日，母親要照顧三歲的弟弟和剛出生的妹妹，放羊任務就自然落在我的身上。

也正因如此，後來才與恩師通靈丹經第五十四代傳承者，茅山上清派塵空道長相識，並蒙不棄將此真經盡悉相傳於我，才有了我以後的傳功授法，造福百姓的條件，並且使自己更加認識自然，洞察人生，獲益良多。

人的記憶有好有壞，有天生就很好的，也有後天經由反覆的意識迭加而難以忘懷的。而我是屬於前者，一生中大多數經歷過的事情很難忘記，歷歷在目，從小時候在土炕席上爬行，到以後學功、學醫、治病、講學，基本上所有的事情都有著清晰的記憶。

在我五歲時，經常趕著一群羊到長春市動植物園內放牧。據傳說，當時的長春市動植物公園是全亞洲占地面積最大的，老百姓都叫它老虎公園，裡面甚是荒涼，沒有遊園的人，只有半人多高的荒草和各種野生的花果，自然環境非常美麗。

與它不協調的就是園內戰爭時期留下的碉堡和公園牆壁上多得難以計數的彈痕，可見當時戰爭的慘烈。放牧時曾經發現過一些骨頭，我後來回憶想到可能是戰爭時期的遺骨，因為我在公園內還看到過人的頭顱骨。到了夜晚的時候，公園內陰森森的，真是很可怕。當時的大人們在夜晚也沒有誰敢隨意進入公園，我想他們一定明白公園裡的故事。但是，我的羊

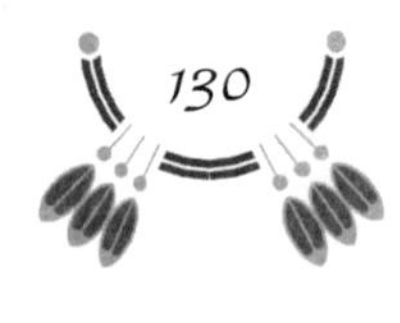

兒們卻非常喜歡這兒的青草，沒有辦法，只有經常領它們來，有時要到很晚才回家。

一天清晨，我按慣例準時領著羊兒們來吃草，到了一塊它們最喜歡的吃草地帶，解散了羊群，任它們自由地享受美味。我也放鬆下來，坐在草地上呼吸著清新的空氣，全身舒服極了，不經意中抬頭一望，對面樹林中有一個人在打拳，仔細一看是一位老人，身材較小、乾瘦，但雙目如電，精神抖擻。

我當時還是頭一次看到這樣打拳的場景，很是奇怪。看到他時而左右跳動、時而上下翻滾、伸腳踢腿，感覺十分有意思。

我記憶最為深刻的是他打出的拳風呼呼作響，那拳風與現代電影拍攝中的拳風聲音一模一樣，我想起來十分感慨，直到現在我還是達不到他當年的內功程度。從那以後，我接觸過很多武林高手，沒有看到過任何人打拳出風。

這老者打完拳，來到一棵樹前，這是一棵楊樹，直徑大約有一尺多，我見這老人用雙手一左一右地拍打樹的兩側，只聽到「咚咚」的悶響，不見樹幹搖晃，拍打了大約半小時，然後向我看了看，就離開了這裡。我來到近前一看，直驚得目瞪口呆，只見雙手拍過的樹幹部位向內塌陷，兩側的弧形沒有了，樹皮烏黑，但是這棵樹卻一直沒有死，很多年後我看見它還是屹立在那裡。這種現象在我幼小的心裡留下了深深的烙印。

自那天以後，我就更是天天領著羊兒準時來到這

裡，主要是想看看這個老人。讓我心裡喜悅的是，我每天早晨來到這裡都能看到這位老人在練功，也沒有迴避我的意思，時間長了，有時還問我好多我家裡的情況，和我聊一些我感興趣的事情，非常關心我，我覺得他非常和藹可親，漸漸地就產生了一種親情感，每天分開都依依不捨。

突然有一天，老人見我看他練功很入神，就對我說：「如果你喜歡，今後就跟我一起練功吧，我來教你。」我聞此言後欣喜若狂，心中還想：「我練功後就再也不怕被搶劫了，還可以把他們打成樹皮一樣。」完全是一付孩童的心裡。

在那個年代，治安很亂，很多大人們也沒有多少學識，不能很好的教育小孩，所以，我經常被大一些的小孩搶劫。於是從那一天起，我就被老人收為徒弟，天天跟隨著他練功。

多年後方知他是通靈丹經第五十四代傳承者，茅山上清派塵空道長，來教我練功乃是以璿璣天道測算後而來，也可以說是命中必然的吧！

初時練功，需要打基礎，習練基本功，進行呼吸、吐納、打坐、冥想等內功基礎鍛鍊，外功則以習練通靈丹經中的易筋經為主，每天要抻筋拔骨，鍛鍊皮膚、肌肉等組織。

有人稱為內練一口氣，外練筋骨皮，是為武功。所謂武功，就是說練武術時必須要修習內功，不然學出來的只是花拳繡腿，沒有用處，而修習內功時，必須有舒展筋骨等武術動作，這樣才能促進全身經絡和

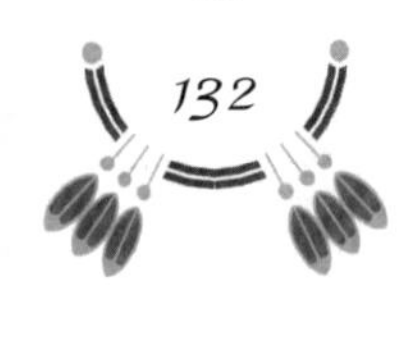

關竅的暢通，有利於內氣達到更高的層次，產生更大的作用。如果全身氣脈暢通，內臟功能就會強壯，疾病就會消除，身體就會非常健康，身體的抗病能力也會增強，不容易生病，所以，練功同樣也是可以治病和健身的。

在練功的同時，師傅就會經常講一些功理，比如什麼是太極、什麼是八卦、五行、十天干、十二地支等基本常識，漸漸地明白基本常識後，就開始為我講授通靈丹經中的深奧功理，也可以說是一門哲學理念。

通靈丹經中的靈是為靈感、資訊與空間；丹是把握靈感與資訊及進入空間的能量，為非空之空，為太極盤中區的S線，為無極盤；通就是方法；經就是記載這些方法的著作。所謂通靈丹經就是說讓人以一定的方法來調動非空之空的宇宙本源資訊能量，使之進入各個空間並使空間信息進行轉換的著作。

修習通靈丹經中的方法，可使人袪除疾病、延年益壽、心態平和、吉祥福祉、並可激發人體潛在機能，應和大自然中的能量資訊，進入多維空間，體驗到常人所想像不到的快樂，更深刻地認識宇宙運化規律，瞭解人生，解脫生死。以宗教觀來看，就是成佛、得道或位列大羅仙班。

通靈丹經由初級、中級、高級三個部分組成。

初級部分以行氣、袪病、疏通經絡、強壯身體、培養元氣為主，共分為四個大層次；

中級部分以身外身、元神離體及修習陽神為主，

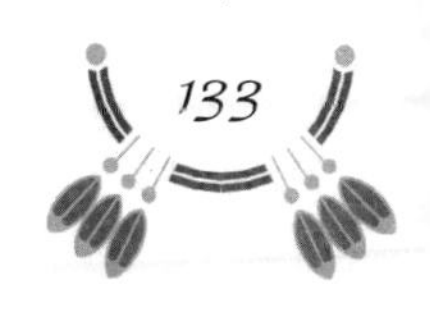

由於這一部分修習空間轉換比較多，所以非常有趣，在修習過程中會產生很多意想不到的事情，比如坐禪時，人的另一個自我可以到其他的空間遨遊，接觸其他空間的人與事物，美麗的仙山、奇怪的動物、植物等，或者會在現實的空間中出現怪事，比如你剛把一個物體放到桌子上，突然間這個物體就到了床上，房間中原來放著一件物體，卻怎麼找也找不到，過些天後又突然出現在原來的地方。如果有一個人得了病很痛苦，你很憐憫或者很關心地說：「不要怕，很快就好了。」過幾天他可能真的就好了等，這些奇怪事情會常有發生的。

中級部分共分為四個大層次，最高層次為炁通百脈，達到大周天搬運功能；高級部分具有一定的宗教色彩，分為兩大部分，一部分為合虛入道，另一部分為無中生萬物，修成後可達到分身術、化身術、變化術及可以更好的把握與順應自然規律，得道成仙、成佛。通靈丹經主張仙佛合宗，佛道相容，萬法歸宗，宗即為天道大自然。

通靈丹經中，不僅要求修習功夫增長功力，而且還要求修習心性，心裡要平和，狀態要美好、光明；心要虛、空、寬闊，氣質要高碩、充盈、實在，但不可狂妄和傲氣。通靈丹經上有一句話叫「心虛空而誠度，意充盈而卑謙」，講的就是心性修習的狀態之一。

自從跟隨師父修習以後，我就每天刻苦地練功，因為我很感興趣，師父不僅教我練功，而且還經常講

一些故事，有神、佛的故事，有功夫的傳奇，有修行時需要開悟的故事等。

有一個故事我現在還記得，就是有一個老和尚和小和尚在打坐修習，突然外面刮起了大風，吹動著旗杆上的旗子「嘩嘩」作響。於是，老和尚就問小和尚：「徒弟呀，外面風刮旗子，是旗動還是風動啊？」小和尚說：「是風動呀，因為是風吹旗子。」老和尚說：「不對。」「那就是旗動了，因為風吹旗子，只看見旗動，而沒有看見風。」小和尚又回答道。老和尚說：「也不對。」「噢！我明白了，一定是風和旗子一齊動。」小和尚很高興地說。老和尚說：「都錯了，告訴你吧，那是你的心在動！」

這個故事就是說明了修習者在一定的修習過程和開悟中，是以心來衡量事物的變化，要外動內不動、安靜地修習自己的心。同時，師父還講了很多修習到一定層次時出現的現象，這些現象也是很有趣的，隨著我修習的深入，一點點就顯現出來了，這些真實的現象都是常人所不可能具有的。

在我修習二、三個月之後，一些奇特的現象就發生了。首先是肚子每天都經常發熱，暖熔熔的，非常舒服，漸漸地全身每天有時也會發熱，感覺力氣增大了很多，有用不完的力氣，經常有一個熱團在身體中竄來竄去，特別美妙。隨著修習時間的增長，我感覺熱團溶化在整個身體中了。

這一段時間我體會到心胸很寬很寬，好像整個宇宙都是我的，世界上只有我一個人，總是用一種很高

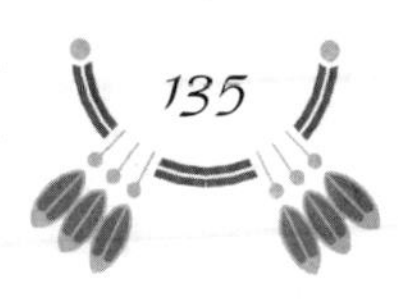

尚的狀態看待人，看到鄰居家的小孩有什麼困難就義不容辭地去幫助他，同時還具有了一種慈悲的心理，看到別人做錯事了，就想：他的心裏怎麼意識不到這個問題，結果做錯了，真可悲呀。然後又想：他的思想裡認識不到這個問題，做錯了也要寬容，要幫助他改過才好。於是我就會主動地去幫助他。

轉眼間，半年過去了。我修習內功的境界在不斷地進展，頭腦裡出現各種五顏六色的美麗光色，大腦內越來越亮，就像有一個太陽在發光。漸漸地，大腦中的光色在閉上雙眼時的亮度超過了睜開眼睛看到的外界自然光，光色最亮時應該是外界自然光的二、三倍以上。同時，大腦中經常出現「啪啪」的聲響，過很多年以後我才明白，那種現象是在開發大腦細胞，「啪啪」的聲響是啟動閑置沒用的腦細胞。

一天，我練完功後，趕著羊群回到家，躺在床上又練起了臥功。練著練著，突然發現我大腦中的左側越來越亮，逐漸地穿透了太陽穴，天哪！竟然從太陽穴中看到了牆壁，清晰的看到了牆壁上貼著的地圖，我竟然閉著眼睛可以看到外面的景象了，太神奇了！我非常高興和興奮。

第二天把這種現象告訴了師父，師父說：「這不值得高興，比這神奇的有很多，都在後面呢，要把持著心態，要平和，要無所謂，尤其出現功能時不要向外人顯示，搞不好功能就沒了。」

有一句話講：大道不可以示人，示之失之。自從那以後，我對功能的顯示慎之又慎，生怕違背天道規律，遭到懲罰。

自從我的太陽穴可以看到外界景象後，大腦內的正中部位（也就是泥丸宮）也開始比以前更亮。漸漸地，大腦中的光亮經常向身體內臟自然而然的照射下去，內臟也開始明亮起來，這種現象可能就是李時珍在《本草綱目》中所講的「觀內景隧道」吧。時間久了，內臟的影像就逐步地顯現出來。

首先看到的是心臟，大腦中一片紅光，照射到心臟時會出現一個黑影，然後黑影就開始一動一動的，這就是跳動的心臟，黑影漸漸變紅變亮，心臟的輪廓就出現了，一條條血管流動著的血液，很清晰地顯現出來，然後其他內臟器官也會很快顯像。

這種可以看到內臟景象的功能，在修習者中稱為內視，還有一種是外視，就是可以調動能量，由大腦輻射到別人身上，可以看到別人的內臟。據此，可以判斷對方身體中出現了什麼病症，健康與否可以瞭若指掌。

這一方法在八、九十年代中國大陸氣功熱時被廣泛應用，當時中國專門成立科研組織對這種現象進行研究，我就親身參加過這種實驗，科學家錢學森把這一類現象統一命名為「唯象科學」。但是，隨著一些騙子打著「特異功能」的旗號進行詐騙，及其它一些事情的影響，中國對這一類事物進行控制與調整，這種熱潮也就降溫了，現在這類人才基本上都去了海外，或者銷聲匿跡了。

內視與外視統稱為透視功能，只要有人按要求認

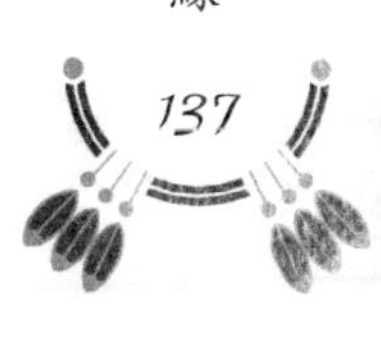

真修習，很多人都能達到這種功能，這種能力不算高功夫，但是，也有技術問題，如果掌握好就會很快達到。在我辦班講學時，有很多人經過我帶功，幾天就達到了這種功能，但是，由於不是自己能量累積沖開關竅而達到的，所以很不穩定。

自己修練時，如果出現一定的標誌，利用這樣的標誌，也會很快達到這種功能，這些標誌有三個：一個是眼睛、一個是人頭、另一個是黑洞。在閉目修練時，如果出現眼睛和人頭，你不用害怕，想到把它們打碎，打碎後就會看到一個心臟或內臟，你也就具備了透視功能，如果出現黑洞，你要把它看到底，一直向裏看，看透後就會出現心臟等器官，你同樣也具備了透視功能。

「真傳一句話，假傳萬卷書」，方法看似簡單，但是也有一定的玄機，你修習到一定時候自然就明白了。這些方法一定要建立在你不斷地刻苦修練、不斷地修心做好事、不斷地增加能量的基礎上。

一年又一年，轉眼間三年過去了，當年初學時的好奇心已經過去了，心態平和了，出現了很多奇怪的現象也認為是必然的了，到了什麼層次就必然有對應的反應，身體現象也由觀景的層次進入更深的內在靈氣空間修習狀態。

靈氣空間修習狀態的現象比觀景狀態的現象又多又玄妙，令人難以置信，但是如果特意顯示奇術又很消耗內在能量，有時甚至影響壽命。所以古人講：「大法不可以示之於人」。但是，有的時候確能在不

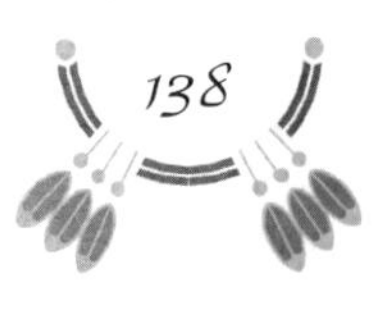

經意中自然顯現出來，這種非有意顯示的情況下是不會損耗內在能量的。

一天清晨，我按時跟隨師父修功，師父在打拳，我則在一片野花叢中盤坐修習內功，漸漸進入一種清明的狀態，不久後就忘記了自己的存在，感覺只有一絲意識存在於宇宙中，不知道過了多久，就聽遠處有一個聲音說：「回過來吧。」

我細聽一下，是師父，於是我就往現實中找狀態，但是，在大腦裡一時還不能完全轉過來，就想我到底在哪裡呢？我的身體呢？過了一段時間，才漸漸明白過來自己在這裡修習內功，達到了忘我的境界。這種境界是比較高級的，增長功力是非常快的，常言道：「洞中方一日，世間已千年」，就是形容這種忘我的進入一定空間的修習狀態。

當我完全恢復現實中的狀態後，發現了一件奇怪的事情，我周圍的所有野花不論大與小，凡是有花蕾的，竟然全部開放了。師父看後意味深長地說：「又進步了！」其實這種現象是兩界的空間轉化的結果，我在這種狀態裡突破了時間與空間，輻射出來的能量使周圍物質資訊跟隨著一起產生了時空的突破，所以野花全部開放了。

在那一段時間裡，我的周圍經常出現怪事，我以前練功的一對大鐵球每天都放在固定的位置，沒有任何人來動它，有一天練功後，睜開眼睛看，鐵球突然沒了，感覺奇怪，我要拿著它來練功，沒有不行啊！所以我到處找，可是怎麼找也沒有。

三天後，還是在我練功的原來地方，鐵球出現了。其實這三天中，鐵球轉化到了其他空間，我如果沒處在那個空間，是看不到它的。

有一天，媽媽給我裝好了飯盒，準備放牧到中午吃的，我接過飯盒放到桌子上，突然間白光一閃，桌子上的飯盒沒了，出現在土炕上。

我明白，這是在我無意識中，飯盒受我內在能量的共震轉化到了其他空間，然後又瞬間從那個空間轉化回來，可是它的位置改變了。經過這種兩界的空間轉化的物質，內在性質已經改變了，它具有了精華的能量，如果誰要吃了這便當，身體就會吸收這些精華能量，是可以治病的。

後來在我行醫的那些年裡，就經常用這種具有一定能量的水為人治病，效果非常好。

在修練通靈丹經過程中，有很多難以忘懷的事情，元神離體就是一個具有特殊意義的事情。修習靈氣空間精華能量，到一定程度，身體的內質會產生根本的變化，在修行的層次裡叫六根震動，脫胎換骨，達到這一層次以後，元神就可以出來了。

六根是為眼、耳、鼻、舌、身、意，六根震動就是身體中的所有器官都在變，包括意識。脫胎換骨就是所謂脫去凡胎換來仙骨。按道教講，仙有五等，為天仙、神仙、地仙、人仙、鬼仙，脫胎換骨是達到了地仙的層次，只有進入地仙層次後，陽神才能離體，才能向神仙與天仙位方向修行，假如你只是修行到了地仙層次，你的壽命和人生也會改變了。身體健康，

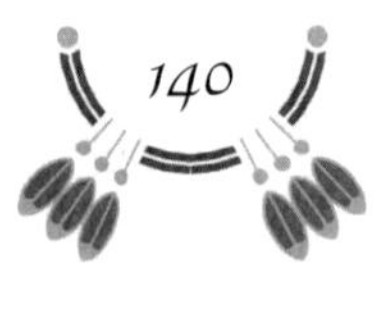

很少生病，更不可能生大病。

只是在這一階段身體的反應特別明顯，有的人也會害怕，不敢練下去。剛開始出現反應時，身體有一種針刺感，不定時的，說不清在什麼時候，突然就像有一根針一樣紮到身上，很痛，防不勝防，漸漸地越紮越多，初時紮一根或二根，一階段後就三、五根或十幾根，最後全身都在紮，瞬間的疼痛，幾秒鐘就過去了，習慣就好了。

其實這是開全身的穴位和關竅，是六根震動的現象之一，大概有半年左右的時間才能過了這個狀態，在這半年內的時間裡會伴隨著全身骨質的變化。當針紮狀態停止後，骨質變化的情況反而越來越大，感覺最明顯的是頭骨。

坐禪時，有時會聽到頭腦裡有炸響，初時炸的次數少，時間長了次數就越來越多，然後你就會發現你的前額骨比以前高了，頭頂骨也改變了，不是出現縫隙就是出現凸凹不平的現象，隨著功力的增加，頭腦的炸聲更響，像打雷一樣，但是不要害怕，大腦只會越來越好，不會炸壞的，也只是你一個人能聽到，別人聽不到，因為那是其他空間的炸響聲。這就是脫胎換骨的現象之一。再向下修，就要元神離體了。

元神分陽神與陰神，元神離體主要講的是陽神，陽神是明亮的、獨立存在的，具有非常好的能量資訊，有脫離於肉體的主體意識，非常強的元神能量是可以作用於多維空間的，比如大搬運功能，可以把一個比較大的物體移動到另一個地方，而這個過程常人

是看不到的，只能看到結果。

我有親身的體驗，當年我曾試驗用陽神把一個比較大的椅子由一個房間移動到另一個房間，周圍看著的人都感覺很奇怪，怎麼這張椅子忽然不見了，而在另一個房間又出來了呢？

陽神不僅可以作用於物體，而且還可以穿越很多空間，知道很多常人不知道的事情，看到常人看不到的景象。陽神脫離肉體的模式有兩種，一種是從肉身直接脫離，就像電影或電視裡描繪的一樣，一個身體從另一個身體中走出來了；另一種是元神凝聚起來後從泥丸宮，也就是大腦中沖出來，出來後陽神自然就變大了，這兩個模式都可以陽神離體，但是根據每個人的先天情況，模式也就自然不同了。

而陰神就沒有很大的作用力，有一些初學不久的人就可以達到了。他們用陰神查找事情，或者過到一種陰暗的空間，就是所謂的過陰，陰神有一定的局限性，作用不了現實中的物體，很多情況下不能完全脫離肉身主體而獨立存在，包括意識方面有時也不能完全獨立，作用在一些空間事物上有誤差資訊，有時差別很大，是一個不完整的資訊。

我不提倡走陰神，有人因為走陰神好學，學得快就專修陰神，其實那是錯誤的，應該修習更高級的陽神才可得道。修習陰神直到人死後，也不能提升靈魂層次，而陽神則完全可以自主，陰神是修習陽神的過程中的初始階段，只有過了陰神，才能更好地修習出陽神。陽神將要出現時的狀態是最讓人刻骨銘心的。

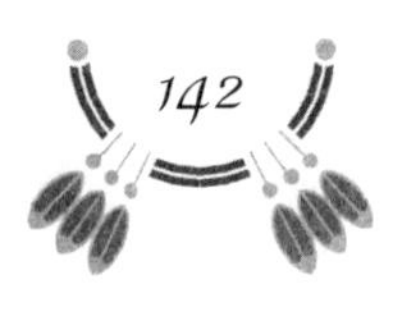

一個子時的夜晚，我在參禪打坐，漸漸入定，無人無我，物我兩忘，這樣不知過了多久，恍惚之間，一絲性光照亮大腦，猛然間聽到狂風大作，「嗚嗚」的呼嘯聲裹捲著頭部席捲全身，我就尤如大海中狂風驟雨裡的一葉孤舟，無處容身，無法堅持，這時，大腦中出現炸雷聲，「咣…咣…」的非常響亮，比以前出現的聲響不知大了多少倍，總之很響，好像我的頭部要被炸裂，我感覺在這響亮的炸雷聲背後，隱藏著更為可怕的爆炸，我極力控制著，拼命地掙扎著，怕出現更加恐怖的情景。

這時，狂風愈加猛烈，在我身周形成了旋渦，並且出現了一個黑洞，強烈的旋渦要把我的身體吸進黑洞中，我實在受不了，太可怕了，我想如果把我吸進去肯定沒命了，我用盡了所有的力氣才擺脫這種狀態，一點一點的，千辛萬苦，總算脫離了這些狂風、黑洞與爆炸，真是萬幸！逃回來了！

第二天，我把經歷告訴了師父，師父哈哈大笑，說不要怕，古人言：「不愁不活，只愁不死。」這是很多人想求都求不到的狀態，你放鬆下來，順其自然也就過關了。

晚上，我繼續練功，這些現象與狀態又來了，可是我還是非常恐懼，臨到關鍵時刻又逃離回來，就這樣持續了十幾天。

有一天，不知師父是真生氣了還是激將法，對我吼道：「死就死了唄，有什麼可怕，怎麼那麼怕死，況且也不會真死掉。」晚上練功，想起了師父的怒

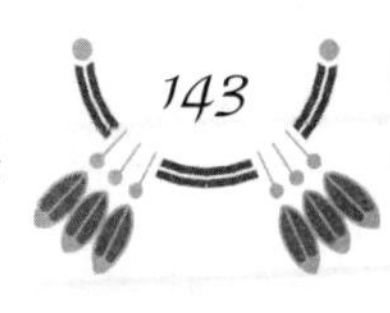

罵，怕今晚過不了關，明天還要挨罵，心一橫，想到：死就死吧，可能也比這樣天天擔驚害怕、痛苦折磨好受吧！

狀態上來了，又是狂風、爆炸和黑洞，我放鬆了全身，心態調整為無所謂，不怕死了，風越刮越大，頭部的爆炸越來越響，我看到頭被炸裂開了，一顆顆的牙齒掉了下來，全身都被炸開了，七零八落散亂地拋在旁邊，只剩下思想意識還很清晰，黑洞張開了，夾雜著狂風把我吞到了洞裡，在黑洞裡不知過了多久，突然眼前一亮，「哎！」我看到了我自己還是在這坐禪的姿勢，肉體還好好的在這裡，真奇怪，我還沒有死，我試著向我的身體中進入，還真進去了，合二為一了，我還是在這坐禪，搓搓手收勢，恢復了狀態，太神奇了！

從那以後，又經歷了幾次相同的經歷，漸漸地風小了，爆炸聲少了，黑洞出現的次數少了，我可以順利自由地用元神進入了一些常人所感受不到的真實奇妙的空間了。這一關，我算過去了！

斗轉星移，不知不覺中，我十三歲了，跟隨師父修習通靈丹經已經八年了。一天，師父把我叫到身邊，跟我說：「我要走了，要去很遠的地方，因為我的使命已經完成了，以後的修練都靠你自己了，以後有機緣會來看你。」

原來師父是道人，法號「塵空」，用璿璣天道測演算法得出我是通靈丹經的第五十五代單傳之人，並且以後可以在我手裡發揚光大，造福眾生，會有很多

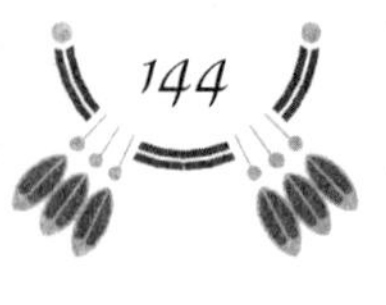

有緣的積德之士來修習通靈丹經。後來在八十年代末，為了更好地傳播與發展，我把通靈丹經改為通靈功法，並在中國大陸的北方廣為流傳。

師父離開後，我練功更加刻苦，因為練功對我而言已經很自然了，不是苦而是樂，它可以擺脫世間的煩惱，用更加深刻的宇宙觀來看待事物，心胸寬闊，不計小利，不自私，自利利他，所以性格溫和，彬彬有禮，贏得大家的喜愛。

後來，我又向長春般若寺的相寶大師學習佛法，瞭解了佛家的一些知識和修習方法，使我的修行狀態又提升了很多。我的爺爺看到我喜歡修行，也很高興，在學校放寒假和暑假的時候，經常領我出外行醫。據說我爺爺以前有很多田地，並販運馬匹，在北方和蒙古買馬，運到瀋陽（當時叫奉天）張作霖的部隊賣掉，以此累積了一些財富。

一天，我爺爺在家大院門前發現了一個身負重傷，奄奄一息的人，於是叫人把他抬進了家裡，並悉心照料，救活了這個人。這人身體養好後，就對我爺爺說：「我無以為報，但是掌握著一些中醫絕學，就全教給你吧，算是我報恩了吧。」於是就留在家裡把他所學盡數教給了我爺爺。

一九四八年，發生了一次戰爭，林彪的軍隊把我爺爺所有的馬匹都征去拉大砲。沒過多久，土地也被沒收了，於是家裡衰落了。沒別的事情可做，我爺爺就幫人治病，不為賺錢，只是想做些善事積點德。在我小時候，爺爺就經常教我一些中醫的基本知識，背

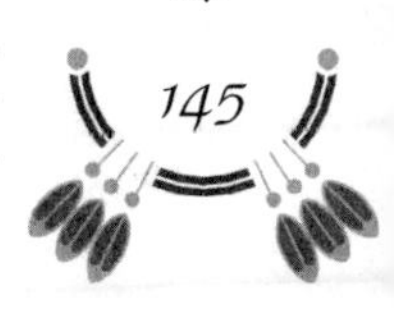

一些藥物的屬性及湯頭歌訣等，有時還講些中醫的陰陽學說，所以我受爺爺的薰染，也很喜歡行醫，並掌握了捏脊療法（一套專治頸椎病與腰椎病的神奇正骨術，後來我以此法治癒了很多椎骨類疑難雜症）、鬼門十三針及一些中藥配伍的秘方。

我十八歲時爺爺去世了，我就由跟隨爺爺行醫變成了獨立行醫，因為我跟爺爺行醫已經出名了，爺爺沒了，大家就自然找我了。我治病時，經常琢磨著怎麼治療才能更好，還有沒有更好的特殊治病方法，透過摸索與實踐，逐漸地把我所學的通靈丹經中的內功治療法與某些術數類溶和到中醫治療中，沒想到竟然產生了神奇的效果。

通靈丹經中的修習與應用方法，就是現代社會上人們所常說的練氣功與氣功療法。氣功一詞是現代社會的叫法，以前並沒有這一詞句，都是以各種其他的名稱來命名的。

通靈丹經中的修習與應用方法比普通的氣功深奧得多，揭示的天道規律比較深刻，以前是不傳之秘，在現今社會才走向大眾化。但是，我認為通靈丹經比較好修，不難學，深入淺出，入門很快，層次上升得也快，通靈丹經中的修習內容中有自我習練後強身治病的，也有用內功為他人打通經絡治療疾病的。

我在行醫過程中把這些方法與中醫藥結合起來應用，有的病人我給他針灸、下藥，而且還教他通靈丹經中強身、防病和自我治病的方法，比較重一些或有些特殊的病人，我還把內功能量釋放出來，打入他身

體中直接治療疾病。

這些年來，有一些人學習了我教授的為他人治病的內功方法後，已修練到了一定程度，也可以給別人治病了，效果非常好，而且有的已經很有名氣了。

從我以通靈丹經與道統中醫結合起來的經驗來看，人生病有兩個方面：一種是有形的，實在的，為實病；另一種是無形的，信息性的，為虛病。有形的經過檢查馬上可以確定疾病，比如長了腫瘤，一看就知道了；無形的任你怎麼檢查就是找不到病源，但是經常有發病的症狀，當然有的人既有實病，同時也有虛病，有的虛病與實病可以相互影響與轉化。虛病到了一定程度，就會使身體實質產生變化，再用儀器檢查，就查出病來了，而有的實病嚴重到一定程度，身體正氣抵禦不了外界不良的資訊，就會使外界陰濁的資訊能量進入身體中，產生虛病並使實病加重。

那麼，如何治療呢？首先需要正確地診斷，診斷正確了才能對症下藥，對症治療。在正常情況下很多疾病都是可以治療的，有些疾病治療不了就是因為他診斷不正確，「一把鑰匙開一把鎖」，診斷對了，治療也就比較容易。

在診斷方面，就是既要看實病，同時也要注意是否有虛病，而在醫院裡是檢查不出虛病的。那麼在我看來，診斷的方法有很多種，實病的檢查可以以醫院的檢查結果作為參考，也可以由望、聞、問、切等中醫基本診斷方法進行檢驗。懂氣功看病的可以用資訊法；懂特異功能看病的可以用透視法來檢查。總之，

實病相對比較好診斷，虛病的診斷則是一個難題，因為普通醫務人員不懂虛病，更不會檢查診斷是否有虛病，甚至有些人乾脆不承認有虛病一說。

在診斷與治療虛病中，我有很深的心得，我治好過很多虛病，但是也受到了很多資訊回饋的懲罰。不很懂虛病的人，如果自以為是，什麼虛病都敢接手治療，會十分危險的。

虛病的診斷有五個方面，第一點是觀面部神色與氣色；第二點是看行為；第三點是觸摸身體資訊；第四點是以天目看對方身體光色；第五點是以天目看圖像。以上五個方面來看，第一、二兩點是常人可用的，第三點只要內心平靜，仔細體會常人一般也能做到，第四、五點是修習氣功和特異功能者才能應用的。

虛病的治療有時應該與實病同時進行，首先看一下虛病的產生是否影響了身體本質狀況，如果影響了就要虛實共治。如果是實病的產生影響了身體資訊造成虛病，就要側重於實病的治療。

治療疾病的方法多種多樣，以現代的中醫或西醫的方法治療，再配合自身鍛練，疑難病症也可請氣功師治療，虛病確診後可請有經驗的專業人士調整五行資訊治療，在滿足以上條件下，很多疾病都可治癒，包括一些疑難雜症。

在疾病的治療與診斷方面，我有自己摸索的經驗和獨到的見解，同時經過了多年的驗証，治癒了成千上萬的病患者，效果非常神奇，以至於在中國大陸北

方，一些人的家裡都供奉著我的相片，他們拿我當神仙對待，當然我並不希望他們這樣看待我。

一九八八年，由於找我看病的人太多，而我又沒有時間去給他們看病，尤其我還要學習，所以只好在中國大陸北方的吉林工業大學院內租了兩間房，開辦了一個私人診所，在那裡給大家看病。治病的模式主要以能量釋放治療、靈氣空間能量轉換改變病症等特殊治療為主。

這兩種治療模式損耗能量極大，是以身體中最精華的元氣為基礎，推動經絡的變化，使身體進入一種可兩界空間轉換的靈界空間來達到的。修行者常講：「煉成丹田一口氣，萬兩黃金也不予」。我那時看病人可憐，為了給人治好病，什麼都不管了，損耗的元氣太多了，以至於對身體造成了很大影響，但是，這樣的治療效果確是很神奇的。

一天，來了一位 50 多歲的婦女，是吉林體育學院一位老師的親戚。這位老師聽說我治病很神奇，治好了很多人，於是就把她的親戚從長春市的外縣接來，找我看病。她得的是乳腺癌，已經晚期擴散了，她的親戚們把她架了進來，很沒精神，可能人已經活不多久了，反正別的地方也治不好，「死馬當活馬醫」到我這兒來試試，治不好親戚們也盡心了。

我看到這種情況，心裏很沉重，接手也不好治，要消耗很大的能量，也很難治好，推掉吧，又看到很可憐，一條生命就要沒有了。

我很猶豫，徘徊良久沒有說話，這時，病人的妹

妹看出了我心裡很矛盾，有推脫的意思，突然向我跪下，雙眼淚如泉湧，哀求道：「劉大師，一定救救我姐姐，有什麼要求我們都滿足你！」我見此情景，連忙伸手把病人的妹妹扶了起來，說道：「我不是不救她，也沒有什麼要求，只是實在沒有把握，現在只有試一下吧。」於是，我叫人攙扶病人到床上躺好，其他人迴避，治療時旁邊盡量不要有人，因為用內功激發出的病氣濁氣有時會感應到旁邊人的身上，越是重病、惡病，旁人越要迴避。

首先，我讓病人全身放鬆，調整情緒，忘掉憂愁煩惱，然後想到全身光明，祛除疾病，或者想像自己原本就沒有病。這種狀態有利於接收我的能量，有利於改變病區。我進入了一種似空非空的狀態，凝聚了很強的能量，然後把這種可以突破兩界空間的靈氣能量迭加到病人身體上。

大約半小時過去了，看到病人的狀態在改變，原來蒼白的臉上紅潤了，病人的呻吟聲停止了，好像從人到空間都在改變，周圍的環境變得很生疏，但又很自然，感覺又很美好、和諧，一個小時過去了，我也很累了，能量消耗太大，而且再多發功也無益，這一次她只能接收這些能量，於是我漸漸恢復狀態，停止了釋放能量，告訴病人今天治完了，明天再來吧。

這時我看到病人睜開了雙眼，滿臉笑容，說自從得病後從來沒有像今天這樣輕鬆，身體哪裡都不疼了，有一種輕飄飄的感覺。沒等我叫人來攙扶，竟然自己起床向外面房間走去，她的親戚們看到後吃驚地

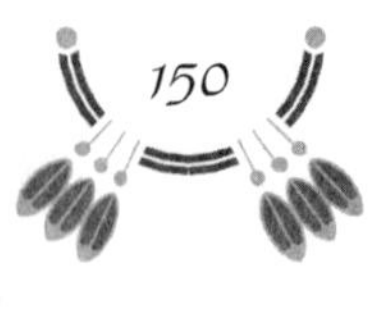

睜大眼睛，連稱神奇，不斷說著感謝我的話，而我卻累得筋疲力盡地依偎在椅子上。

自此之後，她每天都來治療，眼看著一天比一天強，其實我也沒想到晚期癌症也出現了這麼好的效果。剛開始治療時，每天都有四、五個親戚陪同，治療十幾天後，效果比較穩定，自我感覺與常人無異，親人們也放心多了，所以每天只派一個人陪同照顧她。我不僅給她用能量治療，而且還教她自我治病的練功方法，她每天在家中都堅持鍛鍊。

就這樣過了一個多月後，有一天，她興沖沖地告訴了我一件事。原來，前一天晚間在家中坐禪練功，半個小時後，全身越來越明亮，突然眼前出現一片紅光，紅光中出現了一些清晰的文字，內容是她身體的病已經快好了，病好後也要修能量給別人治病，為他人解除痛苦，將心比心多做好事。

我聽到她說的這件事後，就鼓勵她好好練功，以後我也可以教她一些治療技術，同時讓她找時間再去醫院檢查一下身體情況。過些天後，她去以前曾經給她治療過的吉林省民眾醫院檢查，結果是幾項指標全部改變了，已經接近了正常值，有非常明顯的好轉。給她治療過的醫生也很驚奇，說在醫院上班三十多年，頭一次碰到這麼神奇的事情，第一次看到晚期擴散的癌症有這麼大的好轉變化。

從那以後，她一直堅持練功，直到我離開吉林省，失去了聯繫。一晃十多年過去了，去年我碰見一位朋友談起了她，這位朋友說前些天她們還通過電

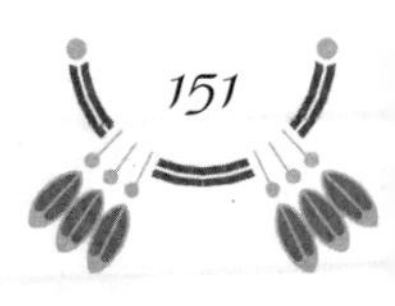

話，但沒聊她身體情況，可能還是很好，因為聽她說話聲音很洪亮。

自從開辦診所後，很多人慕名而來，疑難雜症越來越多，大部分都是去過很多地方都治不好的病人，這樣一來就對我的診斷技術提出了更嚴格的要求，尤其是疑難病，診斷不正確就不可能治好疾病。

有一天，我在外上學，診所交給我親手帶的幾個學生打理，上午課還沒上完，就見我一個學生氣喘吁吁地跑來找我，說有一個人，怎麼看也找不出他的病，他自己又不肯說，就是一定要讓咱們看出來，看不出來就不服氣。

我心裡暗自思量，我的幾個學生看病技術也應該不錯，怎麼能看不出來呢？況且幾個學生都有透視功能，完全可以看到的呀。奇怪！

於是，我讓學生先回去告訴那病人等我，上午課一結束，我就急急忙忙跑回了診所，那人還在等，我定睛一看，六十多歲，高個，削瘦，臉上透著一股不服氣的勁兒。我讓他坐在我對面，全身放鬆，我則微閉雙目，用手中的氣場調動他身體的生物資訊場，來尋找不順暢的經絡和淤積的部位。

片刻之間，尋找完畢。「腦神經供血不足，頸椎第三、四椎增生，肝鬱氣滯，兩腎有寒氣，風濕。」我一口氣把所檢查到的病情報了出來，那人眼睛眨了眨，說道：「不對，你沒查出來。」我十分奇怪，怎麼可能呢？

我又重新進入了狀態，這次不用資訊查找了，直

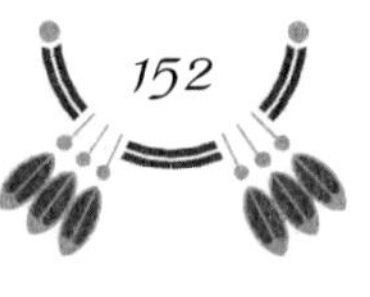

接用天目透視，這樣做的準確率是極高的，誤差極小，只是消耗能量大一些，我仔仔細細地看了一遍，沒別的問題呀，與我剛才用資訊查找的沒什麼本質差別呀。於是我把剛才檢查的情況重新報了一下，這次那人有些急了，站了起來，說道：「你檢查這些都對，我這些病都有，剛才你的學生檢查也是這樣，只是有一種病還沒有檢查出來，而我只是想看這一種病。」我連忙安慰他，叫他再坐下，我要重新再看一遍。

再次入靜，凝聚能量，用天目透入對方體內。奇怪，還是與剛才一樣！我陷入沈思……突然，感覺到對方身體有一種資訊傳到了我的身上，使我全身發緊，大腦抽搐，呼吸不暢，有點窒息。啊，我明白了，這種疾病是一種信息的反應，沒有具體的病變部位，發病時可使人全身抽動，大腦缺氧，甚至眩暈過去，不能自控。這種現象，是一種資訊造成的，用科學儀器檢查不出疾病，沒辦法確診，也就沒辦法根治，所以病人很痛苦。這種疾病是虛病的現象之一。

我把以上得出的結論告訴給那病人，這回那人高興了，說看對了，這是困擾了他二十年的疾病，一直不停地治療，不僅沒治好，而且還越來越嚴重。於是問我能否治療，我告訴他：

「這種虛病要用特殊的方法，特殊的能量來治療是可以治好的，但是也要同時調整由於虛病的影響而造成實病的身體部位。」

治療這種疾病，我要擔負一定的風險，虛界殘留

的負質量信息有時會回饋到我的身上，還要重新再處理。按道理說，這類病不接或少接，以免惹火上身。但是，在那個年代，我對這類病的自我保護意識極其薄弱，以至於後來在我身體能量消耗很大，元氣很弱時，殘留的虛界信息產生迭加來攻擊我，給我造成很大危險，差點沒命或瘋掉。可是，在那時我還從來沒有出現過危險的情況，所以並不太重視。

我開始詢問那人第一次發病時的環境和過程，他沉思片刻，敘述道：二十年前的一天，他半夜十二點鐘下班回家，原本回家的路由於幾個小時前發水被淹沒了，沒辦法，只有繞很遠的路回家。他騎著單車在泥濘的道路上艱難地前進著，騎行到半路，要路過一個墳地，當地人叫亂葬崗，據說葬的都是戰爭年代一次大戰鬥打死的人，有男有女，有軍人也有百姓，全部都葬在了一起。他剛來到墳地前，突然，天空中一道閃電，打到了他眼前的墳地上，然後眼見被擊過的墳地上冒出一股白煙，這股白煙正好與他迎面相遇，他躲閃不及，跟白煙撞在一起，然後就昏了過去，醒來後已經是第二天的早晨了。從那以後，就得了這種怪病，初時十多天發作一次，近一個階段比較嚴重，二、三天就發作一次，痛苦不堪。

聽了他的敘述後，我心裡有了數，並為他設計了一套治療方案：首先，要改變潛意識資訊，然後用特定的術類方法為他祛除虛病場，再發功，用能量調整大腦、肝、腎等受虛界場影響的身體部位，逐漸地，他發病的次數開始減少，一個多月後，停止了發病，

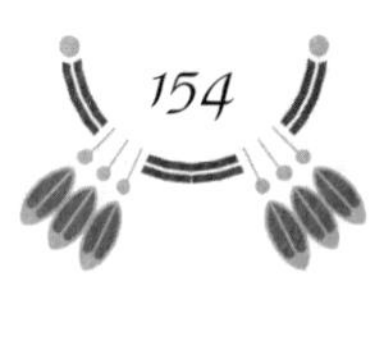

完全康復了。

轉眼間，診所已經營業一年多了，由於患者太多，工作的人手又少，每天能夠治療的人數有限，所以看病的人們掛起了長號。病人最多時，預約掛號後要兩個多月才能看上病。為了讓更多的患者免去排隊等候的煩惱，得到及時的延醫，我便左思右想，找到了一個好辦法，就是集中治療，用太極通靈陣法集體發功，然後再教授他們自我治病的方法，讓他們回家後找時間修練，這一辦法收到了奇效。很多人不用我親手治療，只是在陣法中利用帶功接受能量，再加自己修練，病就全好了。

這一辦法的應用，衍化了以後我教授通靈功法（通靈丹經）的學習班。學功治病的人由初期的一、二百人很快上升到一千多人，使吉林省省會長春市當時最大的活動中心——長春市工人文化宮人滿為患。很多人特意從外地趕來參加帶功治病，但又有很多人買不到門票，只能遺憾地在文化宮外面轉悠，伺機購買高價票。

一九九一年，我正式推出通靈功法。通靈功法是以通靈丹經的內容為主，再輔以我近些年的心得溶和而成。在講授通靈功法時，要求大家進入狀態，凝聚念力，以心來修身，也可以說是以心靈來駕御肉體。

通靈丹經中有些部分與古印度瑜伽是有共通之處的，所以，有時也稱通靈功法為通靈瑜伽。通靈功法的帶功陣法可以說是極為特殊的，是其他功法所沒有的，效果極好。乙太極通靈陣法帶功中，接受陣法資

訊能量者，大約有一多半的人閉著眼睛用天目可以看到彩色的光；以五行通靈陣法帶功中，大約有80%的人能夠看到彩色光。如果一個療程（五天或七天）每天都堅持在會場上接收能量，最少有20%以上的人在第五天以後可以用天目透視人體，也就是具有了透視的特異功能。

在幾天的帶功過程中，一大半的人身體上的疾病都會減輕，很多人會完全痊癒，一些正在疼痛發作的疾病，在會場帶功的能量中一般都會止痛，有的人只參加一次帶功，病就好了或身上的腫瘤沒了，種種效果，十分神奇。

通靈功法在我與我學生們的精心傳播下，依靠通靈功神奇的效果，得以迅速發展，並在中國北方很多城市設立了分支機構和輔導站點，學功的人數達到數十萬之多，我則在各城市巡迴授課，播撒通靈功，造福百姓大眾，有些比較特殊難治的病人，我還要親自動手，其他的全部交給學生治療。

一九九二年秋天，我在中國遼寧省大連市旅順海軍基地傳功講課。有一天，設在海軍基地的通靈功輔導站站長急匆匆地來找我，說他母親病了，是胃癌，怕不行了，家裡連逝世時要穿的衣服都準備好了，要馬上趕回丹東市老家，問能否請我跟他一起去，看看還有沒有救治的可能，我想了一下就同意了，因為他為通靈功的發展做了一定的貢獻。

他本人是軍人，姓李，團職幹部，主管財務，旅順的站點就是由他一手操辦起來的，所以，我就應該

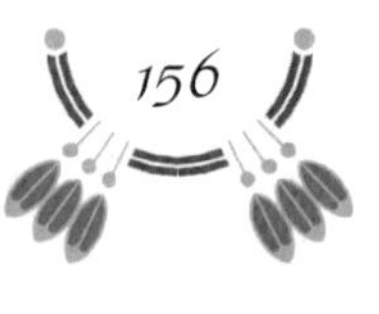

去一趟。

第二天，這一階段的帶功講學就全都結束了，我與李站長當天晚上就坐上火車出發了。第二天黎明，我們到了丹東市，李站長的弟弟來火車站迎接我們，坐上他的汽車行駛了十幾分鐘左右，到達了他們家，我看了一下周圍環境，他們家是一座院落，占地面積比較大，正房、東廂房、西廂房俱全，建成的年代比較久遠，可能是一座祖宅，但周圍的環境不好，有年久失修的大煙囪，高碩、破舊、廢棄的鐵塔，另一面還有幾棵枯萎的大樹，無精打彩地立在那裡。跟隨他們進了大院，我發現地氣不正，淤滯一股濁氣在院子正中間，我調動資訊仔細一看，通過地表有一個大洞，洞下面還有很多污水。

我們來到他母親的床前，看到老人骨瘦如柴，奄奄一息，躺在床上無力的呻吟著，看到她兒子回來了，臉上掠過一絲笑容，但很快就被痛苦與無力的表情所掩蓋。李站長放聲痛哭，大家勸了良久，把他拉到了其他房間，我也跟隨了進去，私下裡跟他說，老人還可能有救，他猛然抬起頭，問我：「是真的嗎？」我說：「千真萬確，聽我的吩咐，還有得一試，而且希望很大。」

首先，我讓他把院子中間挖開，抽出髒水後，把洞填死。他叫他的弟弟進來，讓他去僱傭幾個人來挖院子，他弟弟有些想法：這院子裡從來沒有發現過有洞，況且老人病得這麼重，連醫院都不收住院了，認為治療毫無意義，怎麼可能還有救。李站長看到他猶

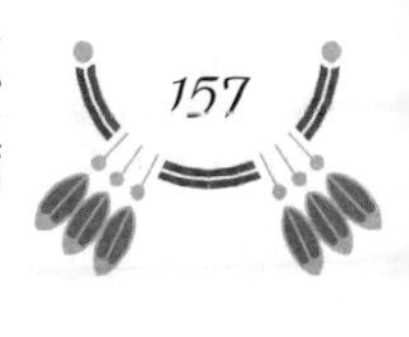

豫，就罵道：「快去，講什麼道理。」沒辦法，他弟弟只能聽從他哥哥的命令，不情願的出去了。

一會兒功夫，找來了四個民工，掄起大鎬，刨起地來，很快就挖開了地面，露出了洞口。看下去，裡面一些不知什麼地方、什麼年代滲出來的死水，陰森森的，有些可怕。咦！下面真的有洞啊！而且裡面還有水！他弟弟及其家人都很吃驚。言語中，對我增添了一些敬意。他們找來了抽水機，很快抽乾了洞裡面的水，然後向洞裡面填土，片刻之間，洞就被封死了，又重新修整了地面，完工了。

該到第二個步驟了，我讓他們去市場買了一個龜，把北面的房子後面挖一個洞，按術數類的規矩選在子時埋了進去。再讓他們找一塊方石頭，刷上紅色油漆，選在中午正午時把它埋在院子的南面，然後讓他們把枯萎的死樹砍掉，移植上綠草；同時，又用符鎮住煙囪與鐵塔所影射到院落中的資訊。這樣，整個院落信息場就順暢了。

這就是用五行生剋的原理來調整資訊的。我第一次進他們家院門，發現了院子中間有洞，就想到了與他媽媽的病有關，他媽媽得的是胃癌，而院子中間在五行中為中宮為土，在人體中，胃和脾屬土，院中有洞就如同人的脾、胃有洞一樣，院中洞裡有死水，人體的脾、胃淤滯就如同死水一樣，就會長腫瘤。更為巧合的是，那老人住的房間正對著院中淤滯的一股濁氣，這股濁氣感應到老人身上，集中到了胃部，就產生了胃癌。這就是產生疾病的最主要原因。

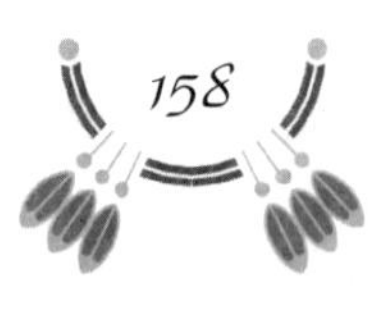

其次，周圍其他環境的惡劣，也會使五行不能正常相生，產生濁氣淤滯中宮，煙囪、鐵塔、枯樹就破壞了這院落的其他資訊，使五行不順生。我用紅石頭、龜鎮住了南北方的氣場，使它正位，然後用符壓住了煙囪與鐵塔的信息，並且砍掉了枯樹使東方木位氣順，再加上填埋了中宮土位的洞，五行就協調了，老人身上的虛病信息場就除掉了，胃癌的病源也就沒了。在調整院落五行信息場的過程中，我還為老人發了兩次功，治療了她的實病，等到一切調整好後，我就又去大連帶功講學去了。

後來，李站長向我會報了我走後的情況：自從調整五行資訊場後，老人逐漸可以吃飯了，精神一天比一天好，十多天以後就可以下床了，兩個月後基本上可以和正常人一樣生活了，還讓他帶話來說非常感謝我，要請我去坐客，當面答謝。

那個時候我很忙，不可能有閑餘時間去坐客，所以當時就謝絕了，後來李站長代表他媽媽向站裡捐了一些錢，還捐了很多常用物品。

一九九二年，是我感覺最累的一年，多年累積的疲勞，在我能量損耗最大的時候，終於爆發了。那是九二年的年末，在遼寧大連帶功講學，每天晚上兩個小時的帶功原本就消耗了很多能量，下課後和白天的時間又不得不面對蜂擁而至的患者，病症輕的和簡單易治的就勸他們自我練功治療或交給學生們治療，不好治的，重一些的，我還是要親自動手治療，積勞太多了。疲勞爆發後，我就一個人都不能治了，因為我

只要一用念力，頭就炸裂一樣的疼痛，全身顫抖，能量釋放不出來。

沒辦法，只能每天閉門謝客，獨自在房間參禪打坐，培育能量，收天地自然之精華滋養身體。但是，這時一件不好的事情發生了，由於長年累月地治療虛病，累積的殘餘陰性能量太多，在晚間陰氣重的時候，就成群地出來找我麻煩了。

我發現，虛病的陰性場具有一定的意識性，就如同現代科學研究出某些病毒也具有智慧一樣。同時，我回憶到以前也有一個獨立的陰性能量來報復過我，只是當時身體狀態好，沒有太重視。

那個虛病的陰性場出在一個中學生的身上，他的父母是我帶功講學班的學員。一次，他媽媽說她兒子突然瘋了，馬上就要考大學了，學習又很好，絕頂聰明，現在卻得了瘋病，家裡人急得不得了，還不敢到醫院去看，怕給用一些精神病的藥，刺激大腦，影響智力。沒辦法，就求我去給看一看。當天晚上，我下課後隨他的父母來到了他的家裡。

落座後，我讓他坐我對面，凝集能量後用天目觀察他的資訊場（據我行醫的經驗發現，絕大多數瘋病基本上都是虛病的資訊所造成的），發現在他的頭頂漸漸顯出一個人的影像，大約五十多歲的年齡，穿著藍色衣服。於是我用能量驅趕這個影像的資訊，讓他離開這個中學生的身體，他不肯，還是很倔強地站立著。沒辦法，為了使這個中學生馬上恢復好迎接高考，我心一橫，祭出了太極中的天盤能量，把他化解

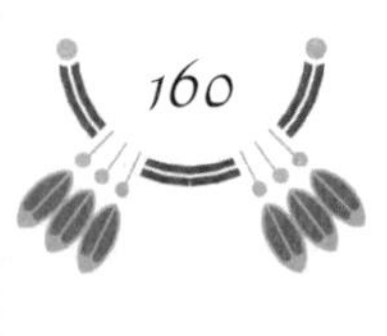

得魂飛魄散，但是也有一些比較強的殘餘陰性能量逃了出去。這時，這個學生就睡著了，我告訴他父母，明天這小孩的病就好了。第二天清晨，果然如正常人一樣醒來，不瘋了。

這件事我也沒往心裡去，很快就忘記了。有一天，我在吉林省郵電俱樂部講課，發現一個瘋子拼命向講課的臺上跑，工作人員把他攔住，拽到了外面，課間休息，我到外面呼吸一下新鮮空氣，這時，這個瘋子猛的撞到了我的身上，我大惑不解，於是仔細觀察，竟然發現是那天給中學生治療時逃出的陰性能量場，附在了這個人的身上，來報複我。這是我第一次發現這麼強的陰性能量，而後我就用能量化解了他。

現在在大連，又出現了陰性能量來報復我的現象，而且有很多，成群結隊，能量很強，專門在夜間陰氣盛而人體的陽氣弱的時候出現，沒有借用其他人或動物的身體，而是直接功擊我。

那些天裡，由於我元氣不足，一到了晚上，就要採取自我保護性措施，把全身能量集於一體，不能讓他們侵入我的元神，而且不敢閉眼睛，怕自己睡著了，聚集的元氣能量一散，我就危險了，只有拼命地瞪著雙眼，防止打瞌睡。如果被他們侵入元神，就會瘋掉，他們可以指揮著肉身做跳樓、跳湖或自殺、殺人等等惡性事情。所謂的練氣功走火入魔有些就是這個原因，當然也不在於練不練氣功，只是巧合的是練氣功的人被占了元神，所以給氣功背了一個黑鍋，就是不練氣功的人他們也一樣會被侵佔元神，很多精神

病人都是出自這個原因。

所以我建議，當你身體虛弱的時候，不要去醫院的太平間附近，不要去荒郊野外，不要去自我感覺陰森的地方。如果走到那裡突然感覺到身體發冷，或者有毛骨悚然的感覺，要馬上離開，不可久留；如果在陰森的地方看到了特殊的圖像不要害怕，要控制住恐懼心理，迅速離開；如果產生驚魂不定的狀態，則容易散氣，可能會被乘虛而入。

這些都是我的金玉良言，並不是封建迷信，只是現代科學不能很好地測試驗証與解釋罷了。

我一連被陰性能量困擾了十幾天，這些天裡我只能白天睡覺、練功，夜晚則時刻警惕著。漸漸地，我的元氣恢復了。

一天白天，我做了很多暗符，按術數類的方法，設置了一個陷阱，以元氣來驅動術數，想把它們一網打盡。晚間，它們又按時來了，我裝著很弱的狀態，引它們上鉤，於是它們盡力地向我身上撲，一波接一波，想占我的元神來控制我。大約十幾分鐘後，我看到該來都來了，就突然釋放一種特性資訊，困住它們，以防逃走，然後用能量驅動暗符，把它們燒得直叫，直到全部滅亡。

在燒過符的地上，留下了一個個的奇形怪狀的圖像，常人如果見到會很害怕的。有時想到他們也很可憐，為了報復我，自己卻搞得魂飛魄滅，永遠地消失了，絲毫都沒有轉生的機會了。真遺憾！

自從在大連鬥滅陰性能量後，我感覺有些累了。

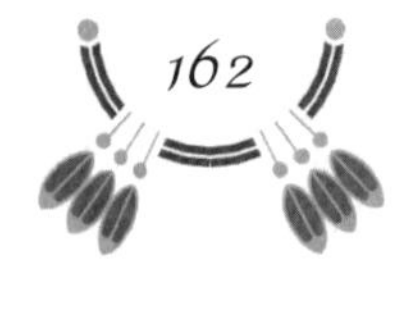

於是把大連的工作告一段落，餘下的事情全部交給別人處理，輔導站的工作另有專人負責繼續發展，我則由大連返回長春老家休息去了。

我在長春一口氣休息了三個多月，每天早晨 4 點多起床到老虎公園去練功，主要是做動功，7 點多回家吃飯，9 點多開始做上午功，主要是參禪打坐，下午是會客及處理一些事情，晚 11 時開始做靜功，直到 1、2 點鐘。每天過得很舒服，精神愉快，沒有煩惱，身體也完全恢復了。

通靈功的發展則由通靈功法輔導站的老師們擔負著重擔，不斷地派遣教功教師到各地講學傳播，然後設立輔導站。輔導站由東北最北的黑龍江省的牡丹江、佳木斯、大慶、哈爾濱貫穿到東北最南的大連、旅順等地區，並繼續由東北向北京及南方等城市發展。還有一些國際友人，在中國學習通靈功後，又帶回本國傳播發展，其間有很多國家的友人發來邀請，請輔導站的教師到他們本國傳功講學。

一九九三年四月份，輔導總站決定在俄羅斯赤塔州與俄方合作開辦一個名叫赤塔州氣功針灸康復中心的機構，需要實地論證與簽訂合作合約，所以我必須親自去，這是我們第一次在國外設點，也是我第一次出國，感覺比較新鮮。

離開中國的土地後，從滿州里過境進了俄羅斯的後貝加爾地區，沒走多遠，就看到俄方的接待人員在等著我們。寒暄過後，俄方拿出當晚的火車票，第二天早晨，我們到達了赤塔州。接待我們的是主管外資

和貿易的一個局長，叫馬卡洛夫，其他的還有四個工作人員，其中一個是翻譯。

首先是歡迎我們投資設立康復中心，然後就給說了一些具體的環節與注意事項。主題過後，聊起了中醫、氣功、針灸等技術，其中俄方的一個工作人員還十分懷疑是否真的有那麼神奇。如果想在俄國打下一個很好的基礎，獲得地方政府官員的認同是很重要的，所以我們決定用一些簡單實用的方法進行演示，來驗証對人體所產生的作用。

從氣功方面，我們進行了外氣感應試驗，讓他們五個人舉起手，我們的一個工作人員以手指向他們的手掌劃動發功，他們均感覺到有麻木、脹、涼風和手指有劃動的感覺。他們感到很新奇，有一個人問如果遠一些是否還有這種感覺，我說完全可以，於是讓他們站到三公尺以外，我們的工作人員繼續發功，他們還有同感。然後我讓他們站到更遠的地方感受，反應還是一樣。這時他們信了，說還是真的有氣啊。

第二步進行的是號脈診斷疾病，這是我的強項，需要我親自動手，第一個人坐好了，我用手搭在了他手腕的寸、關、尺部位，十幾秒鐘後，我告訴他心臟血管有問題，需要馬上抓緊治療。他很驚奇，昨天剛剛檢查過心臟，結果是心血管供血有問題，今天竟然讓我一下就看出來了，所以他講了一句話，說：「中國的中醫診脈名不虛傳啊！」

又一個人遞上了手腕，我繼續診脈，「胃炎，頸椎第三、四、五椎有增生」我報出了他的病情。經過

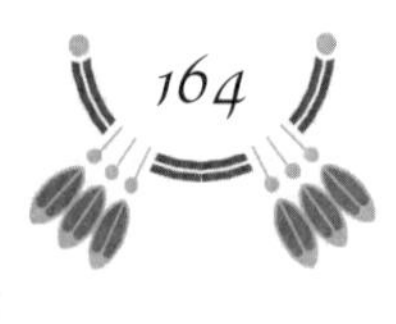

翻譯講解後，他奇怪了，說這兩種病都有，說的很對，但是，如何知道頸椎是第三、四、五椎呢？難道會中醫就可以代替儀器檢查了嗎？我說這就是中醫的神奇之處。其實，我在診脈的時候已經用信息把他頸椎的情況感應出來了。

接下來我們做的是針灸治療的演示，恰好他們中有一個人牙痛，於是我給他止痛，我說：「三分鐘內讓你牙不痛，你信不信。」他說：「當然不信，因為我這牙已經痛兩天了，今天接待你們直到現在我還沒去看醫生，你怎麼可能三分鐘止痛。」我說：「試試吧。」於是我向他的合谷穴扎了一針，然後讓他們看表計時間。還不到一分鐘，他就說：「奇怪！真的不痛了！」其實懂中醫針灸的人都明白，這是最簡單的，也是行之有效的給牙齒止痛的方法，當然，牙齒本身有病還是需要治療的。

當演示完外氣，診病與針灸止痛三種方法後，他們徹底信服了，馬卡洛夫局長睡眠不好，又請求我為他進行了催眠，當然效果還是很好的。後來，我們在俄國簽訂了合約，成立了俄羅斯赤塔州氣功、針灸、按摩康復院。但由於其他原因，這個康復院沒能進行很好的發展，半途夭折了。

氣功是跨國界的，不論什麼國家，什麼民族，都可以習練它，通靈功是氣功的一部份，是中華民族寶貴的文化遺產之一，同樣具有造福百姓大眾的使命，它已經走出國門，造福他國民眾。

一九九二年，日本就曾經有兩家電視台報導過

我，其中有一家我記得是廣島電視台，說中國氣功界出了一個新星，於是就常有一些日本人千里迢迢來到中國找我學功治病。在治病的人中有一個人叫宮崎急召，是日本豐橋市人，患有胸積水疾病，他說這病在日本也只是靠抽水來維持，沒有有效的治療方法，但是經過我僅僅幾次的治療，竟然神奇般地痊癒了，這種情況被他的朋友和光國際株式會社的社長小笠原惠看在眼裡，於是透過長春市政府外事辦公室來邀請我赴日講學治病，所以，我受長春市政府外事辦公室的委派，攜同翻譯應邀赴日。

那是一九九五年的秋天，我們從長春機場飛抵上海，由上海轉機飛抵日本名古屋。到達名古屋機場時，小笠原惠社長與宮崎急召先生親自來迎接，然後我們坐車直奔豐橋市。

在車上，宮崎急召先生激動地說：「感謝你給我治好了病，我要拜你為師，我可是你到日本的第一個學生啊！」我們於下午四點多到達豐橋市，進入下榻的賓館，吃飯、休息。第二天又休息了一天，準備第三天開始工作。

早晨吃過早點後，小笠原惠先生親自開著一輛大賓士車來接我上班，進入我的工作室，一面很大的五星紅旗赫然映入我的視線，日本人說這是特意給我準備的。後來，一些來找我看病和學功的日本人開的車上，有些也掛著五星紅旗。

由此，我想到日本民眾是善良與友好的，日本的軍國主義已經過去，兩國民眾應該共同翻開新的篇

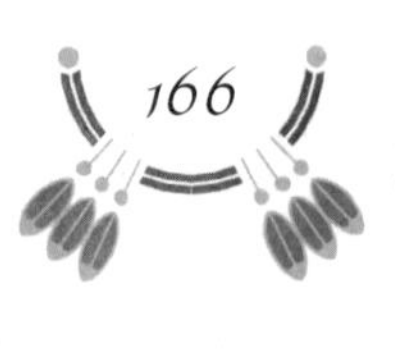

章，和睦相處，互利互惠，共同發展。

我上班工作的第一天，接待的第一個人，竟然是一個日本和尚。他穿著便裝來的，但是他的氣質裡透著一股慈善的資訊，讓人能猜得到他是一個受人尊敬的人。我們談了一些禪道、玄機，很投緣。然後，他讓我給他發了一些能量，調理了一下身體，感覺不錯，就又連來了幾天。後來，他的寺廟裡有事情很忙，就很少來了。

在日本還碰到一件有趣的事情。

有一天，從門外進來一個人，三十多歲，微胖，說話很洪亮，跟翻譯說要看病，他說如果能看出有什麼病就服氣我，還能幫我發展；如果看不出有什麼病就是假的，就要給我製造一些麻煩。據後來聽說，他是日本山口組的成員。

這是我在日本第一次碰到這樣的事情，我讓他在我面前坐好，我則用天目發功檢查。片刻功夫，發現他的胃部一片陰影，仔細一看，胃手術切除三分之一左右，我把這個情況跟翻譯說了，翻譯有些擔心，說這病能看的那麼準確嗎？

我說大概差不多，雖說透視功能有時也有一定的誤差，但是大體上都可以斷定，你就跟他講吧。翻譯說了後，看到這個人樹起了大拇指，說對了，然後他把衣服掀了起來，露出了胃部的疤痕。真的是胃切除，連翻譯都驚呆了，後來這個人說只是想試一試我，本來他也沒別的病，就是想把他夫人帶來看病，又怕是騙人的，所以來驗証一下。

第二天，果然領著他的夫人來找我看病了。這件事後來傳了出去，很多日本人慕名而來找我看病和學功。

時間過得很快。轉眼間，我的工作期滿了，準備回國了；有些日本朋友前來送行，並且歡迎我常來日本。我與眾人告別後，帶著日本民眾深濃的友誼回到了中國。後來，由於工作繁忙，我與周圍的人又都不懂日語，所以就再也沒有與這些日本朋友聯繫了。

常言道：世間之事，瞬息萬變；十年河東，十年河西。一九九七年起，由於受到某些氣功功法的影響，中國對氣功界開始逐漸整頓。到一九九九年左右，基本上停止了所有的氣功講學，治療及相關的一些活動。通靈功法受到了前所未有的影響，所有的活動被禁止，所有的群體輔導站也開始自行解散，不允許集體組織活動，熱火朝天的局面突然中止。

我弘揚功法，造福百姓的熱情被飄潑而下的大雨淋得體無完膚，涼透了心。從那以後，我無奈放下通靈功法所有的工作，到北京的一個醫院當了醫生。後來又到了廣東韶關地區，在樂昌市開辦了一個健康中心。閒暇之餘，感慨頗深，空有一身本領卻無法施展，渾身有力無處使，千百年來的絕學到了我的手中卻無法發揚光大，難道真的讓我抱憾終生嗎？

附錄2

夢談人生「永恆」延續

剛才睡夢中，我回到了家鄉，看到了爸爸、媽媽、弟弟、妹妹、我還為他們做菜，是鍋包肉和拔絲地瓜，一家人幸福團聚。隔著窗戶，我看到了小時侯的夥伴，於是我就喊——百春。夢境轉換，美麗的伊通河畔，綠樹成蔭，伴隨著幽靜的河水——這就是我的家鄉啊！醒來方知南柯一夢。內心悲傷之情油然而生，看來我應該回家鄉了。

人生無常，美麗的夢境是暫時的，我們要珍惜有限的光陰，做我們最應該做的事情。

佛把「諸法無常」「諸行無我」「一切皆苦」稱為三相，也就是三種現象的認識觀念。

「諸法無常」就是所有的事情沒有永恆；「諸行無我」就是世界上不可能總有自我，早晚要故去；「一切皆苦」就是世間經常出現艱辛與苦難，幸福與快樂是暫時的、相對的、不常有的。

人總歸是要死的，人死後什麼都空了，什麼都不知道了，沒有了自我，常人永遠失去了這個世界，這才是人的大苦，所以佛教講修佛、菩薩，成金剛不壞之身，上西方極樂世界，了卻煩惱。

但從現實看，沒法證實它的真實性，也可能只是宗教的一種思想，假如是真的，也不是所有的人都能升到西方極樂世界，真正能去的可能並不多。怎麼辦呢？我有一個心得，或許可以揭示人生這種最深層的奧秘，這是人生的一個的理念，揭示了它我不知道意味著或代表著什麼？ 我的經驗和心得就是人是可以延續的！

根據報導，國外一些研究機構證實人是有靈魂的，我有同感，因為我在一定的情況下，另一個自我可以從原來的身體中脫離而出，而且具有思維意識，我想這就是靈魂，當然他也可以回到原身中，我認為人死後靈魂的質量如何，決定著他以後的方向，弱的隨風而散，漂泊到宇宙中，永遠消失，即是常說的魂飛魄散，強的可以由心意，按特定的計畫方法，得到轉生（如西藏的活佛轉世靈童），轉生後還可以清楚的記得以前的一些事情，我認為這些是完全可以達到的。這種現象、觀念和方法是我最大的心得，感興趣者歡迎探討，另有旁說者，當作者夢中狂言，博君一笑而。

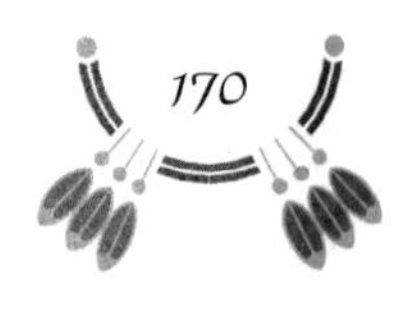

附錄3

循天機而起 改天機而行

上下四方為宇，為空間，為方向；古往今來為宙，為空間的起源至流逝，為時間。天體中的繁星點點，人們無限的暇想，使之渴望揭開宇宙的奧秘！

其實宇宙規律的運化，等同於我們所知道的某一件事物的生至滅，滅至轉化為另一種新生的事物，生生息息，循環不絕。

從不斷的演化中產生千千萬萬的人們所難以完全認知的新生事物，無所不有，無所不在。一切事物都是宇宙所生，所以，在宇宙中所發生的任何事物的某一點，都能代表宇宙的全部事物資訊，只是信息量級的大小差別巨大。

有修行者把這種宇宙運化方式稱為天機，其實也就是大自然的規律運化。把揭示宇宙大自然運化規律的認知和使用方法稱為揭天機。

古往今來，人們總想利用宇宙自然規律的運化來改變某些事物，例如健身、養生、治病、風水、改變命運、甚至長生不老等，所以產生了陰陽、五行、八卦等數術類應用方法，也就是常講的「法於陰陽、合於數術」。古人有時也把它應用在天文、地理、軍

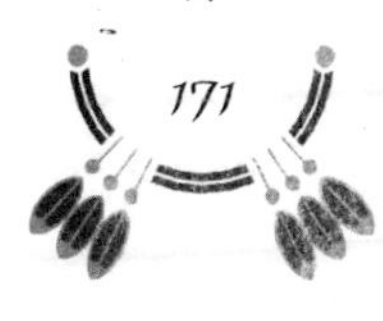

事、醫學等方面，並出現了神農，伏羲，文王，諸葛亮，劉伯溫等等善於應用數術的歷史人物。

我自幼修習道法，由不斷的學習和探索宇宙大自然的規律，總結了一定的認知和應用的方法，歸納起來就是「循天機而起　改天機而行」，所謂「天機」就是宇宙大自然的運化方式。「天機」在人體生命中的運化方式是生、老、病、死。一個人出生後，如果到 40 歲時身體機能達到旺盛的頂峰，然後開始下降，到 50 歲時開始得病，60 歲時疾病加重。70 歲時病重而亡，那麼，這就是這個人的生命自然規律。

一個人出生時就具有了以後的從生病到死亡的所有資訊。所以，在正常情況下，疾病不是一天就會產生的，而是經過長年的積累，疾病的資訊能量越來越大，由量變產生質變，就爆發了疾病。

比如一個人 50 歲得了病，那麼他 40 歲時疾病的資訊能量已經開始大量增加，直到爆發疾病，如果不能有效控制就可能病重而亡。

那麼，如何改變這種狀況呢？方法可能有很多種，但都不如直接斷除疾病資訊來的徹底。祛除身體疾病資訊越早越好，疾病的資訊除掉了，就不可能爆發這類疾病，當然就不會由於這種疾病的資訊引起死亡。常言道：「無病不死人」（非正常死亡除外）。那麼他的壽命就會不斷延長，改變了他原有的壽命，也就是「改天機而行」。

「循天機而起」就是讓人明白這個道理，「改天機而行」就是改變與祛除疾病資訊的方法。得病後不要

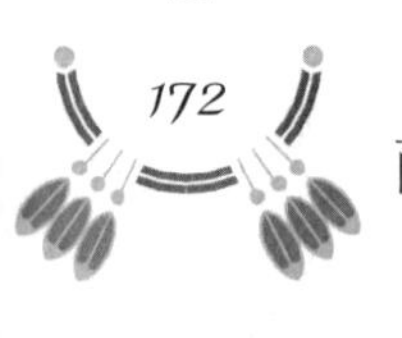

害怕，只要遵循這個道理來調理身體，疾病資訊就會不斷排除，很多頑固的疾病就會好轉了，很多人會產生奇跡，會延長很多年壽命。如果你明白了這個道理，那就是你的緣份，也是你一生中註定要看到這篇文章來明白道理的。

人們在祛除疾病資訊的同時，也要注意外在資訊的變化，以免出現突發事故，造成突然的死亡或殘疾，當然，這也是人生旅程中的一個特定資訊，但是，我們明白循天機而起，改天機而行的道理後，也一樣可以改變這樣的特定資訊。

一個人突然某一天摔折了手臂，看似偶然的，其實，這種資訊早就存在，到這一天就必然會出現那樣的事情，或許潛意識資訊很早就知道了，有時可能在睡夢中也能顯現出來。這就是外在資訊感應到了你的身體中，產生了反應。

我把影響外部事物與身體的資訊場叫做五行資訊場。五行是為金、木、水、火、土，五行信息場分為外五行資訊場與內五行資訊場，外五行相對應著大自然中的特定事物，內五行相對應著人體的內臟器官，內五行與外五行即是相互影響的又是對應的，如同人體與天體的關係，天氣很涼，人就寒冷，天氣炎熱，人就會出汗。

內五行好的資訊強盛，輻射出來的能量也會一定程度的改變外在事物的資訊，可能就會避免了一場災難，或者大災難變成小災難，調整外五行也會使身體產生反應。

比如外在的五行風水，好的風水資訊，感應到人體就會使身體健康或者運氣好轉。不好的風水資訊，就會使人生病或者運氣衰敗等。

關於外五行資訊場的特定資訊改變，有興趣者來函探討後，可根據你個人的情況來具體調整，本書難以盡言。關於改變和祛除身體疾病資訊的修習方法，可參照本書練習。

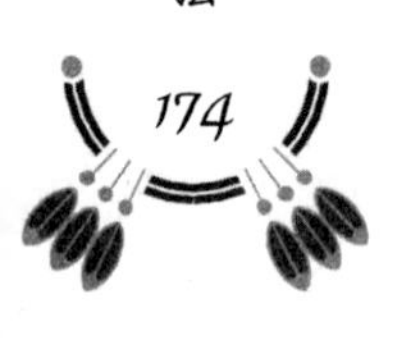

附錄4

捨得論

(1) 捨與得的自然規律

宇宙規律，千變萬化，高深莫測。但萬變不離其衷，也就是離不開它的本質。一切事物皆有正與反兩個方面，而這兩個方面是互相對應的、統一的、關聯的、不可分割的。有上即有下，有左即有右，有成功就有失敗，運動產生靜止，靜止的參照物為運動。事物的兩個方面在一定的條件下可以轉化，轉化後可產生新生的事物。

捨與得就是一個事物的兩個方面，有捨出的就必然有得到的。捨出了力氣耕地播種，精心照料，就會得到比較好的收穫，收穫了糧食就養育了生命，耕作與收穫這一矛盾體就轉化成了養育生命。所以說有捨才有得，「天下不會掉餡餅」不捨出辛勤的勞動就不會產生豐碩的果實，勤勞的人才更能符合的自然規律的運化，懶惰的人要遭到大自然的遺棄。

(2) 捨與得的信息

資訊是宇宙中一切事物所具有的無形的信號，它具有突破時間與空間的特性，它感知一切事物的生

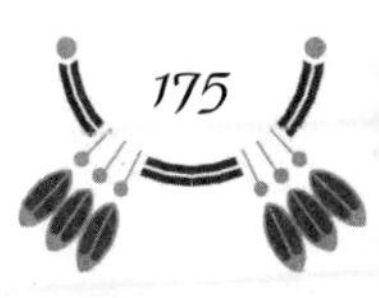

成，增長、衰落、滅亡，具有先知的功能，它是物質的，它的量的集合會產生資訊場，出現特定的效應。捨與得這一對矛盾體同樣具有資訊。

天地始分，重濁者下沉而為地，為陰，有形有質，為正質量物質；輕輕者上升而為天，為陽，無形而質難測，為負質量物質，它包涵著所有的資訊。

在現實生活中，我們所看到的，觸摸到的，都是正質量物質，而以哲學觀來講，一切事物都是相對的，統一的，互相依存的，沒有獨立存在的絕對事物，一切事物都有始有終，而終又是另一事物的起點，正質量物質的對立面就是負質量物質，它與正質量物質相互依存在我們的世界中，而現代科學不能很好的說明與證實它的本質，只能發現它的一些現象，這些現象就是正質量物質的資訊反應，捨與得的資訊就是行為資訊和思維意識的資訊及其混合體資訊。

捨與得互為陰陽，是一個事物的兩個方面。捨的（良好的）資訊能量由對方潛意識（或顯意識）的接收，形成一種特定的場，它是資訊場的一種表現形式。得到捨的（良好的）資訊一方的潛意識無形中（或顯意識的觀念中）會對捨出方產生感謝的信息，並反饋到捨出人的身體資訊中，得到積極的良好作用，可減少或抵消身體不良資訊或疾病資訊，可為捨出一方帶來好的運氣。如果不良的（怨恨的，詛咒的等）信息傳送到對方的身體信息中，會影響對方身體的資訊，產生紊亂，不利於對方的資訊場，而對方的潛意識（或顯意識）也會產生反感的不好的特性資

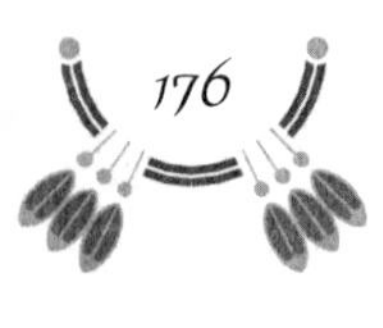

訊，反饋到傳送方的身體資訊中，也可以使傳送方的身體資訊紊亂，或者產生疾病的資訊，或者影響好運氣的產生，也可能出現惡運。

宇宙大自然的規律對一切事物都是相等的平衡的，種瓜得瓜，種豆得豆，種什麼因，得什麼果。

(3)捨與得的平衡

常言道：「有付出就有回報。」付出有兩種表現形式，一種是有形的，一種是無形的。有形的就是身體的動作及其行為方面的，比如為「希望工程」捐款助學，公共汽車上給老年人讓座等，無形的主要是心理意識方面的，以善良的，誠摯的心態對待他人，比如祝願某病患者早日康復，希望某人擺脫困境，辦事情順利等。

那麼付出的回報是什麼呢？有三個方面，一個是有形的人為回報，一個是無形的意識資訊的反饋，另一個是自然規律的回報。

有形回報就是一個人遇到了困難，你用了力氣或花了錢財幫助他渡過了難關，反過來，當你需要幫助時他知恩圖報，又來幫助你。

無形的回報是意識，資訊方面的，你幫助了一個人後，如果這個人的意識中對你存在著感激之情，他總是有意（顯意識）或無意（潛意識）的記得你的好處，那麼，他感激你的良好資訊就會經常的、不斷的加入到你的身體資訊中，你做的好事或捨出的越多，眾人的良好資訊疊加到你的身體中，產生的能量就越

大，就會產生好運，減少疾病，增加壽命。

自然規律的回報就是當你幫助了一個人後，這個人並不領情，不感謝你，或者不知道你幫助了他，在這種情況下，大自然的良好資訊就會反饋到你的身體來取得平衡，因為在自然規律中有捨必有得，這是天道規律，誰也違背不了的，所以，你一樣受益，而有意知恩不報的人，就要遭到自然資訊的懲罰，因為他只得不捨違背了自然規律，所以，規律必然要讓他在某些方面某個時間來付出，而取得平衡，不知道自己被幫助過的人，在一定的情況下，他所積累的好的一些資訊會被自然資訊所融合而消失掉，自古至今，有些人不明白這種資訊平衡的道理就衍生了迷信。

有人講到廟裏上香許願就要還願，不然會被神懲罰。還有人講善有善報，惡有惡報，不是不報，時辰沒到。其實這句話從資訊角度來講，應該是資訊積累到一定的量就會產生了變化，也就是量變到質變。

一個人幫助了很多人，就有很多人的資訊感激他，祝願他，所以會產生善報。一個人做了很多壞事，大家都恨他，長此以往，他身上的壞資訊就越來越多，量變產生質變，就會出現惡性疾病或災難。

明白以上道理後，我們做人就應該遵循著「受人滴水之恩，當以湧泉相報」這個道理，使幫助過我們的人和我們自己產生良性的資訊循環，得到了別人好處就一定要報答別人，同時還要明白一個道理，就是「白得的東西也要付出」，一般來講，白得東西而不想付出的人，都有一種貪小便宜的心理，其實小便宜

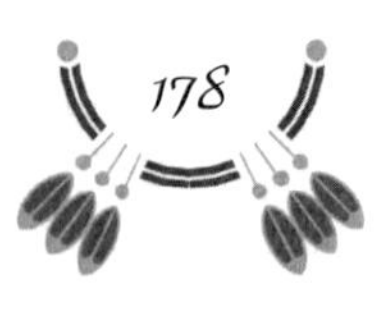

是貪不得的。

常言道：「貪小便宜吃大虧」，為什麼呢？從資訊平衡的角度來講，有得必有捨，即使貪了便宜，得到了實惠，那麼，自然規律也會讓人在一定的情況下捨出去，而且損失的更多，因為在貪得物質便宜的時候，人的心理意識也在貪，意識具有能動性，可產生意識資訊場，所以，自然規律在平衡的時候，也會把貪得的心理意識資訊轉化為一定的事物平衡出去，因此，就有了「貪小便宜吃大虧」這個道理。

但是，有時物質並不一定是貪來的，是在正常的情況下獲得的，怎麼區分呢？首先，你要確定一下這是不是你的勞動所得，得到的多少是否能平衡你的心理，也就是感覺一下是不是應該得到的，心裏是否有愧。如果心理不平衡就不能要，或者只留下心理能承受的物質。「不義之財君莫取」，因為取了不義之財就要有更大的付出。

如果在無意中得到了一些東西，而這些東西正是你所需要的，那麼，你就要想辦法取得資訊的平衡。比如多花些錢財，如果無財，就要多做些好事，多幫助別人，多獲得良好的資訊來平衡所得到的東西。明白這些道理後，只要在日常生活中注意觀察，你就會「身有所感，心有所悟」的。

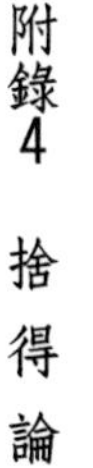

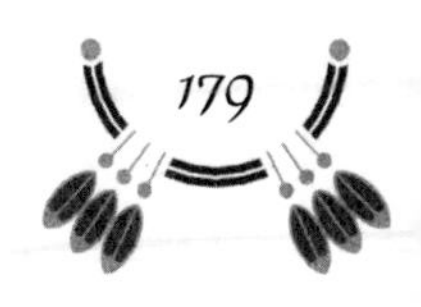

附錄5

身體健康情況測試

本測試題由作者親自設立，幫助讀者瞭解自己的部分身體健康狀況，為讀者提供治療參考方案。

例如：答卷中如果承認第4個問題中出現的現象，可參考第3個問題中的答案來確定輕重程度，可以考慮診斷為頸椎第4椎以上某一椎骨或幾個椎骨同時出現問題，壓迫頸部神經，影響了頭部供血，為頸椎病。而第6個問題中出現那種現象，可以考慮是否肩周炎。作者按照答卷結果為讀者診斷病情並提供參考治療方案。比方如何活血祛寒，如何推動頸部韌帶，恢復骨質，消除疾病等方案，再回寄給讀者。

請回答以下問題後把答卷郵寄到：

中國吉林省長春市全安小區110棟401號

劉金勝　收

來函時寄近照為佳，以便於從照片面相上瞭解身體健康資訊。

郵遞區號：130000

電話／傳真：86－431－88650235

手機：13509646509

電子信箱：tonglinggong@hotmail.com

1. 您是否怕寒涼，並且有時吹冷氣後全身疲勞、酸脹、容易感冒。

是（　　）　　　　　　否（　　）

2. 天熱時您是否會感覺到心煩氣躁，坐立不安，並且心跳加快？

是（　　）　　　　　　否（　　）

3. 您有時是否會突然眩暈，尤其是在坐下或者躺下突然起立時。

是（　　）　　　　　　否（　　）

4. 您有時會偏頭痛或頭部麻痺、頭脹、頭暈同時頸部發硬難受，並且勞累過度或受寒涼時反映加重嗎？

是（　　）　　　　　　否（　　）

5. 您手臂酸麻嗎？在頸與肩部出現累、酸、脹的感覺時，手臂反映加重，有時一側手臂反映非常明顯。

是（　　）　　　　　　否（　　）

6. 您的肩與手臂是否會出現酸麻或脹痛，或者手臂舉不到頭頂，即使舉到頭頂也很痛苦，而頸部也常有不適感。

是（　　）　　　　　　否（　　）

7. 您的雙手手臂與雙腿會一起麻痺嗎？

是（　　）　　　　　　否（　　）

8. 您是否有時會胸悶氣短，並且吸氣時感覺吸不到胸腔底部。

是（　　）　　　　　　否（　　）

9. 後背有時會酸痛嗎？

是（　　）　　　　　　否（　　）

10. 您是否會經常出現眼屎，並且口乾口苦，時而乾嘔嗎？

是（　　）　　　　否（　　）

11. 您會經常咳嗽、吐黃痰、並且有時發燒嗎？

是（　　）　　　　否（　　）

12. 您小腹是否會寒涼，並且食欲不振，大便不正常。

是（　　）　　　　否（　　）

13. 您小腹是否會寒涼，用手壓下並且有痛感

是（　　）　　　　否（　　）

14. 如果您是女士，小腹是否會寒涼，用手壓下有痛感，並且怕寒涼，

是（　　）　　　　否（　　）

15. 您小便的顏色是否會很深（黃或紅黃）並且尿路不順。

是（　　）　　　　否（　　）

16. 您的腰部兩側有時會酸痛並且經常全身疲勞嗎？

是（　　）　　　　否（　　）

17. 您的腰部一側有時會酸痛嗎？

是（　　）　　　　否（　　）

18. 您的腰部正中間是否有時酸痛？

是（　　）　　　　否（　　）

19. 您的腰部是否有時酸痛，並且有時會產生麻木感。

是（　　）　　　　否（　　）

20. 您是否有時一側腿會痠麻？而腰並沒有感覺。

是（　　）　　　　　　否（　　）

21. 您的膝部是否酸痛，上下樓梯時會加重。

是（　　）　　　　　　否（　　）

22. 您是否會經常感覺到四肢發涼，而且天越寒冷時四肢越涼。

是（　　）　　　　　　否（　　）

23. 您會經常害怕某種事情嗎？害怕自己得病而且越來越重嗎？

是（　　）　　　　　　否（　　）

您的姓名：　　　　性別：　　年齡：　　職業：

電話號碼：

通訊位址：

電子信箱：

註：作者可應邀請進行通靈功講學及健康講座活動。如信件實在太多不能及時回函或沒有回函請諒解，非常感謝！

導引養生功 系列叢書

◎ 1. 疏筋壯骨功
◎ 2. 導引保健功
◎ 3. 頤身九段錦
◎ 4. 九九還童功
◎ 5. 舒心平血功
◎ 6. 益氣養肺功
◎ 7. 養生太極扇
◎ 8. 養生太極棒
◎ 9. 導引養生形體詩韻
◎10. 四十九式經絡動功

張廣德養生著作

每冊定價 350 元

全系列為彩色圖解附教學光碟

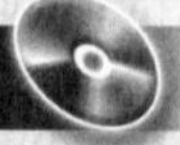

彩色圖解太極武術

1 太極功夫扇
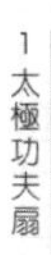
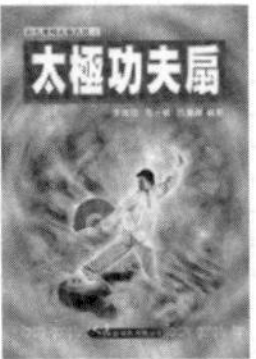

定價220元

2 武當太極劍
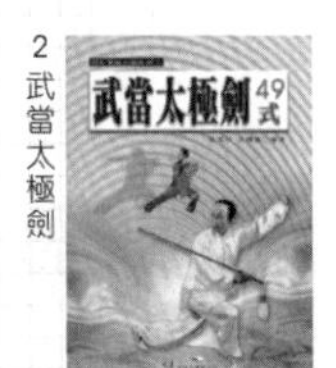

定價220元

3 楊式太極劍
定價220元

4 楊式太極刀
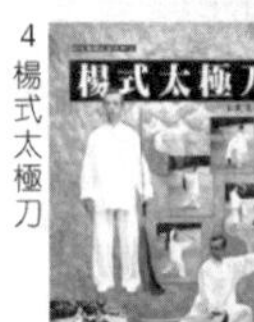

定價220元

5 二十四式太極拳+VCD
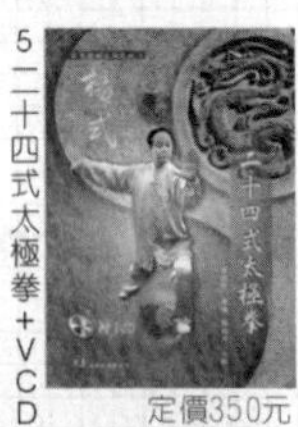
定價350元

6 三十二式太極劍+VCD
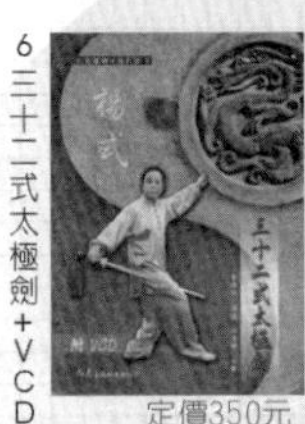
定價350元

7 四十二式太極劍+VCD
定價350元

8 四十二式太極拳+VCD
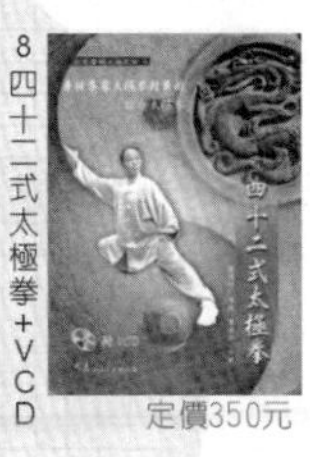
定價350元

9 楊式十八式太極劍 十六式太極拳
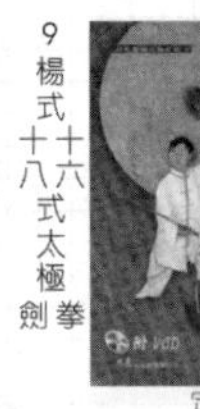
定價350元

10 楊氏二十八式太極拳+VCD
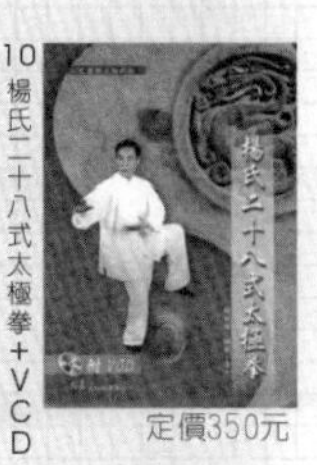
定價350元

11 楊式太極拳四十式+VCD
定價350元

12 陳式太極拳五十六式+VCD
定價350元

13 吳式太極拳五十六式+VCD
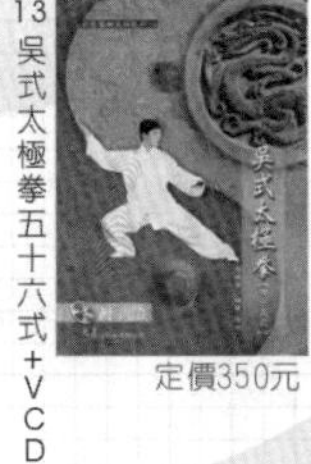
定價350元

14 精簡陳式太極拳八式十六式
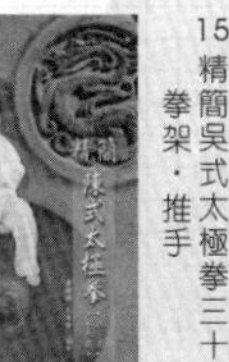
定價220元

15 精簡吳式太極拳三十六式 拳架・推手
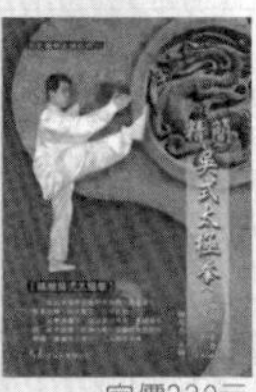
定價220元

16 夕陽美功夫扇
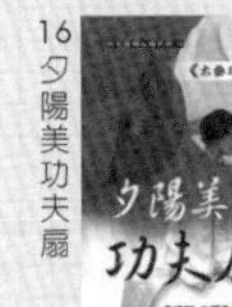

定價220元

17 綜合四十八式太極拳+VCD
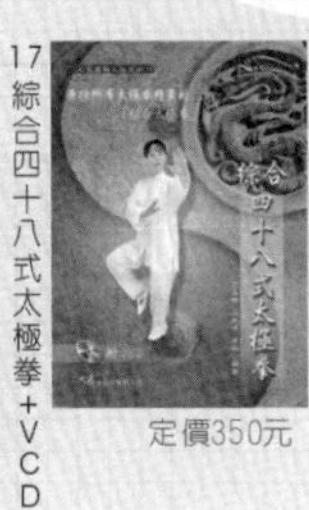
定價350元

18 三十二式太極拳 四段
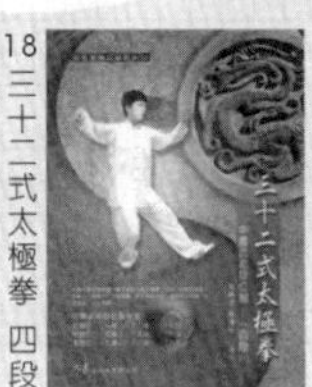
定價220元

19 楊式三十七式太極拳+VCD
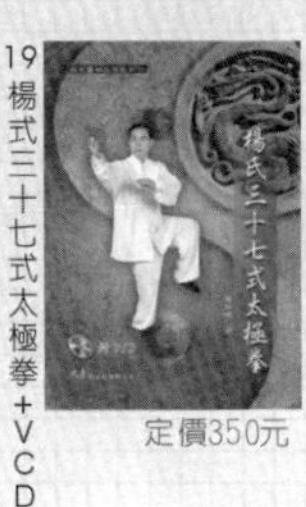
定價350元

20 楊氏五十一式太極劍+VCD
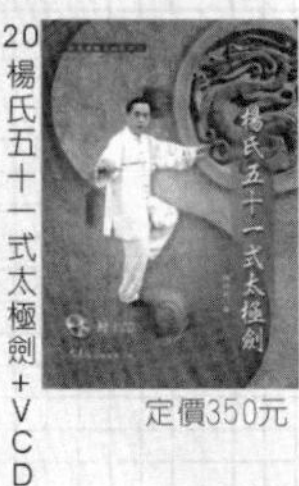
定價350元

養生保健 古今養生保健法 強身健體增加身體免疫力

1 醫療養生氣功
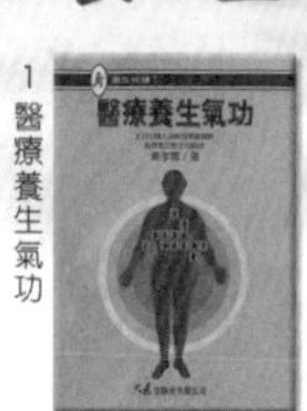

定價250元

2 中國氣功圖譜
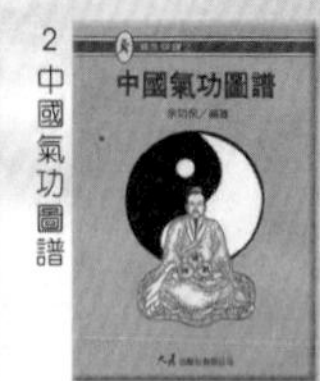

定價250元

3 少林醫療氣功精粹
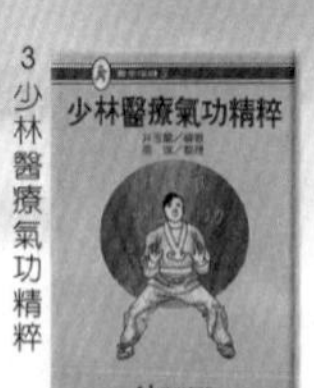

定價250元

4 龍形實用氣功
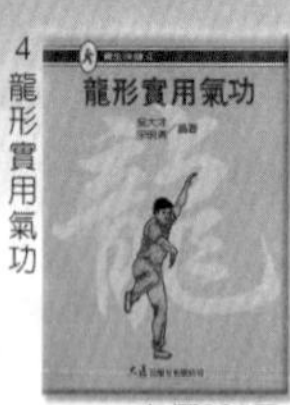

定價220元

5 魚戲增視強身氣功
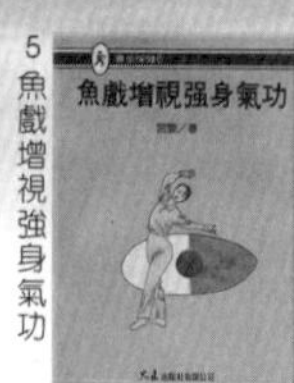

定價220元

7 道家玄牝氣功
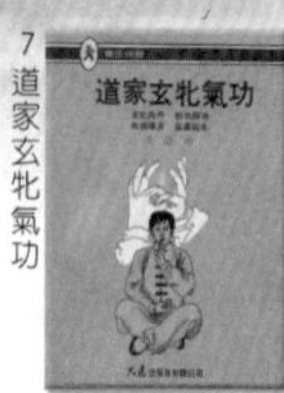

定價200元

8 仙家秘傳袪病功
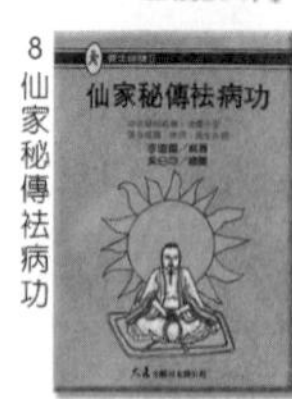

定價160元

9 少林十大健身功
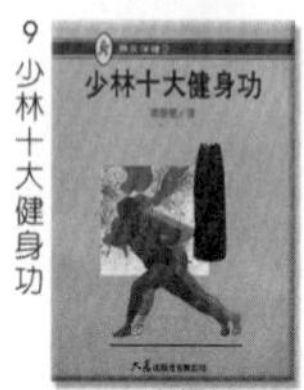

定價180元

10 中國自控氣功
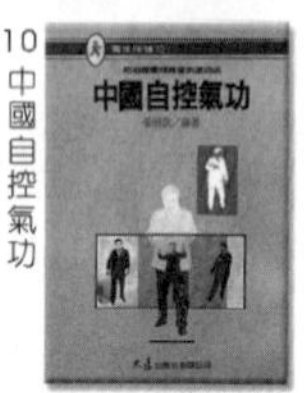

定價250元

11 醫療防癌氣功
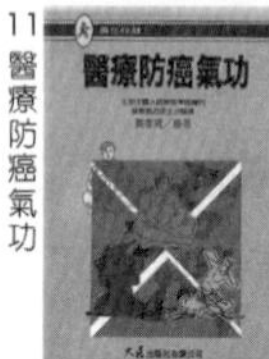

定價250元

12 醫療強身氣功
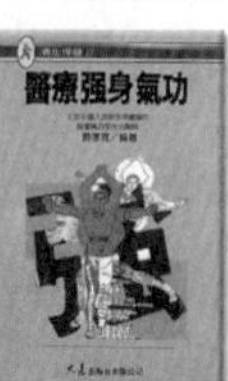

定價250元

13 醫療點穴氣功
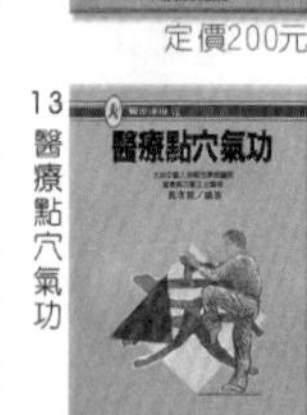

定價250元

14 中國八卦如意功
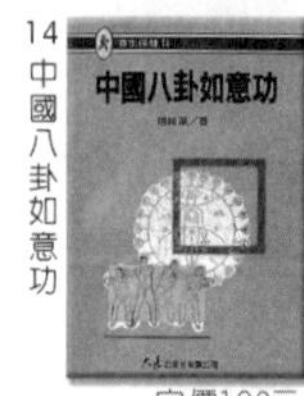

定價180元

15 正宗馬禮堂養氣功
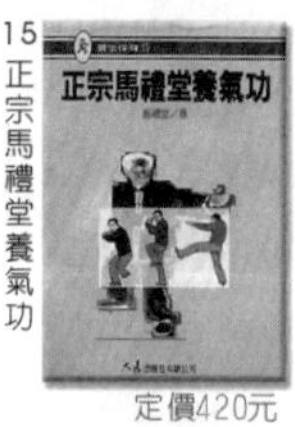

定價420元

16 秘傳道家筋經內丹功
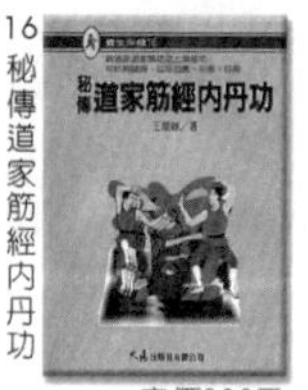

定價300元

17 三元開慧功
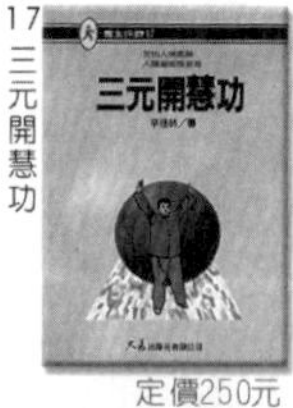

定價250元

18 防癌治癌新氣功
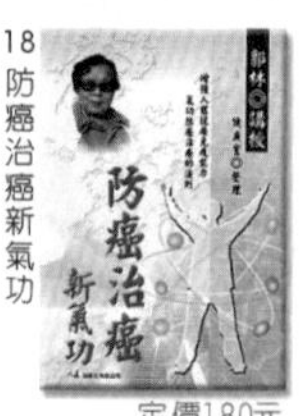

定價180元

19 禪定與佛家氣功修煉
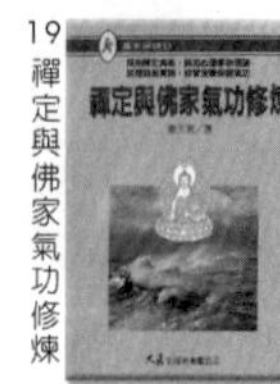

定價200元

20 顛倒之術
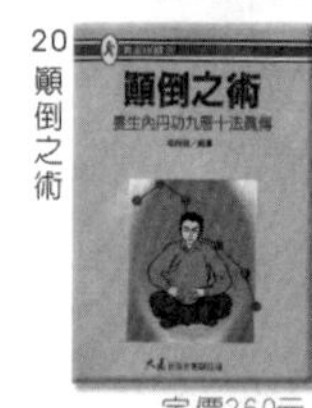

定價360元

21 簡明氣功辭典
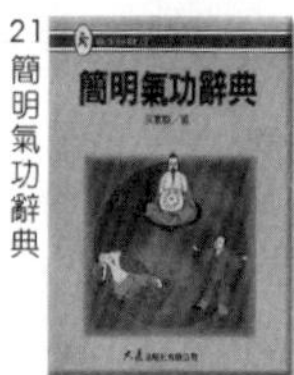

定價360元

22 八卦三合功
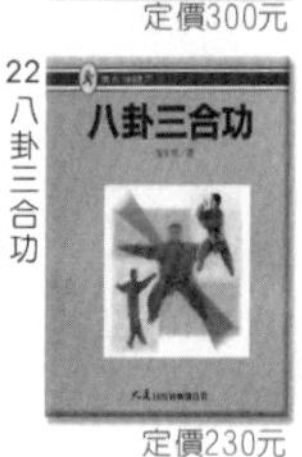

定價230元

23 朱砂掌健身養生功
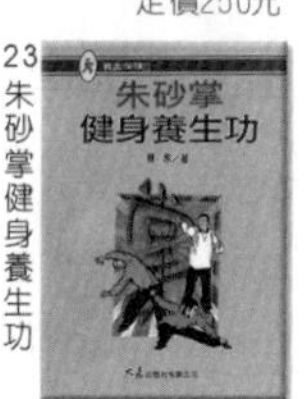

定價250元

24 抗老功
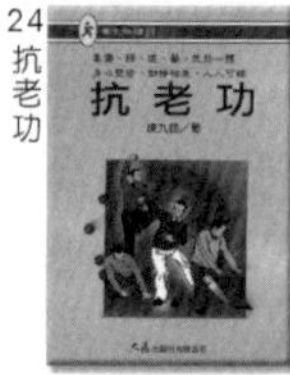

定價230元

25 意氣按穴排濁自療法
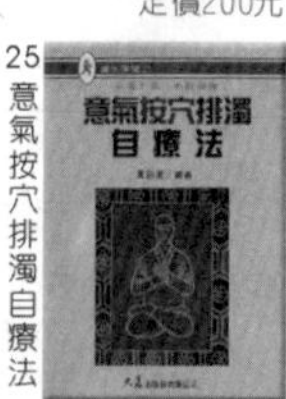

定價250元

27 健身祛病小功法
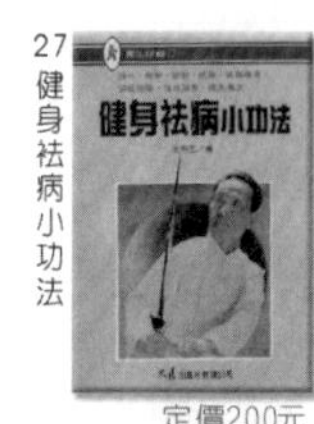

定價200元

28 張氏太極混元功
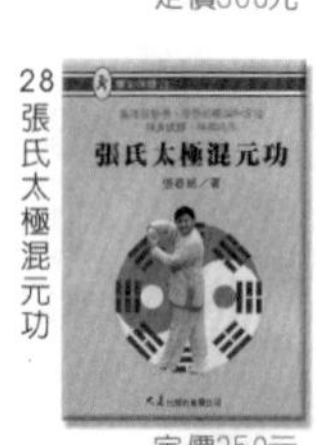

定價250元

29 中國璇密功
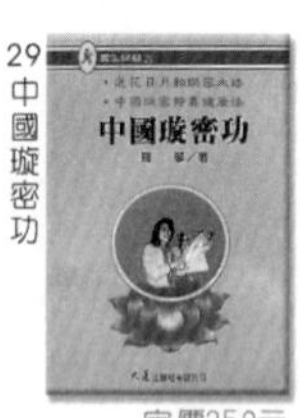

定價250元

30 中國少林禪密功
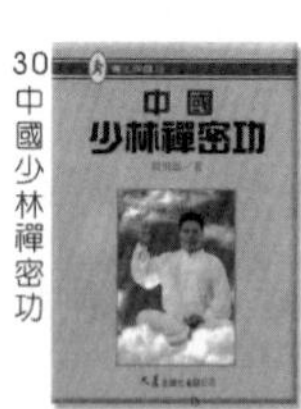

定價200元

31 郭林新氣功
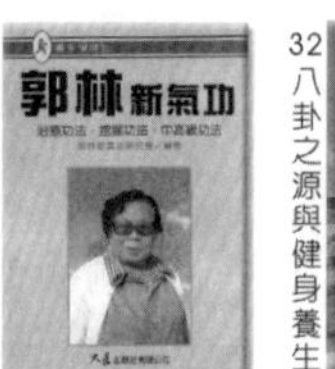

定價400元

32 八卦之源與健身養生
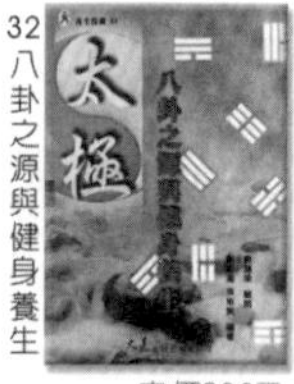

定價280元

33 現代原始氣功1
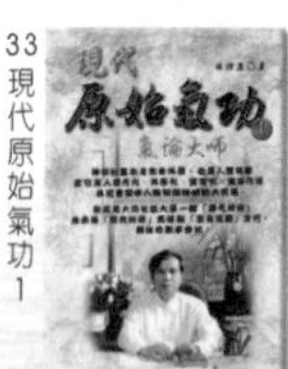

定價400元

34 養生開脈太極
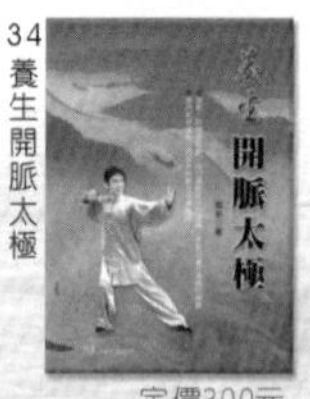

定價300元

太極跤

1 太極防身術

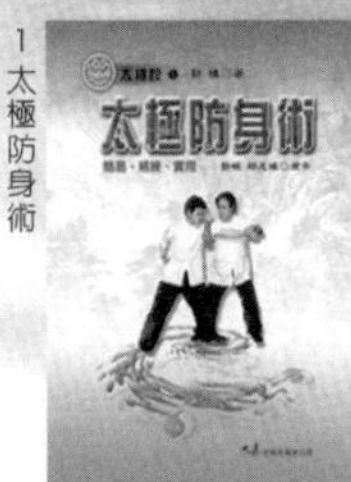

定價300元

2 擒拿術

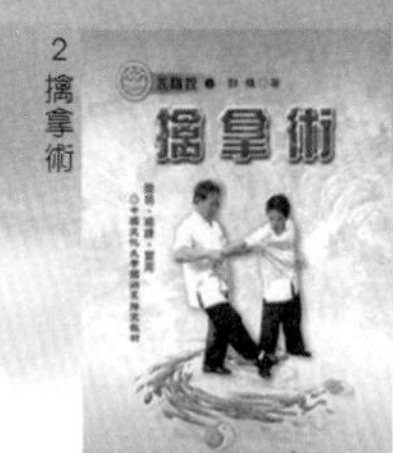

定價280元

3 中國式摔角

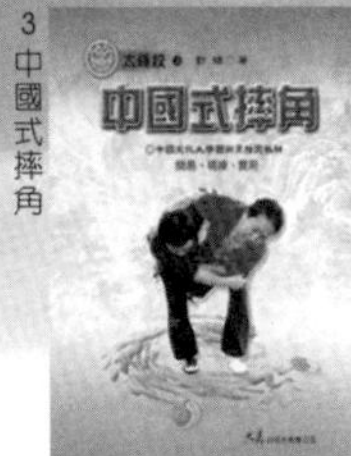

定價350元

簡化太極拳

1 陳式太極拳十三式

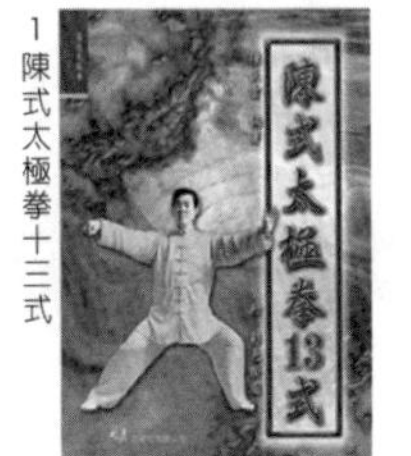

定價200元

2 楊式太極拳十三式

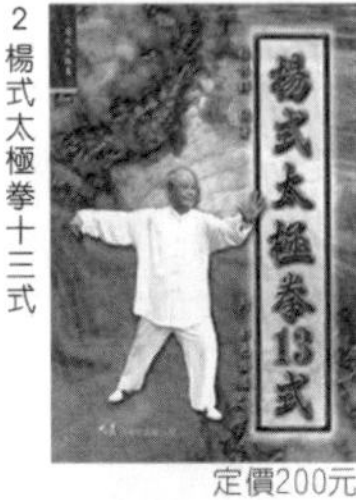

定價200元

3 吳式太極拳十三式

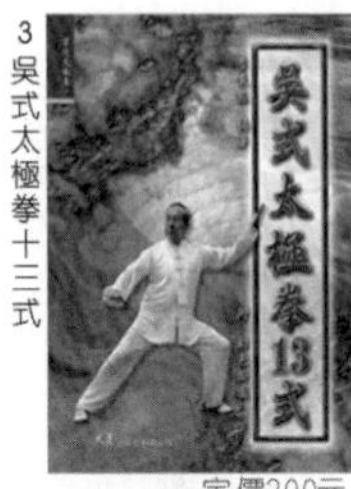

定價200元

4 武式太極拳十三式

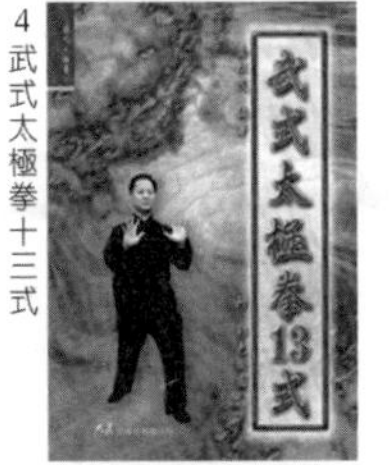

定價200元

5 孫式太極拳十三式

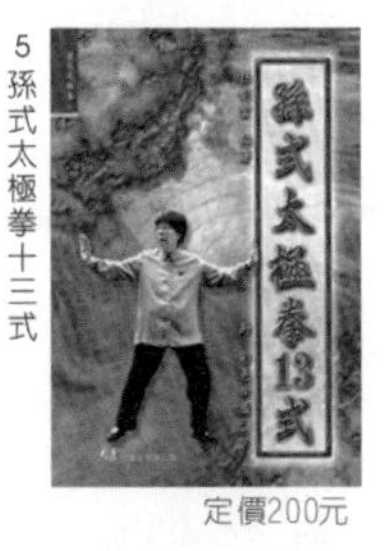

定價200元

6 趙堡太極拳十三式

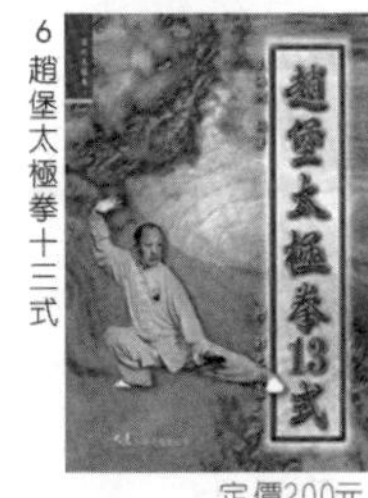

定價200元

原地太極拳

1 原地綜合太極二十四式

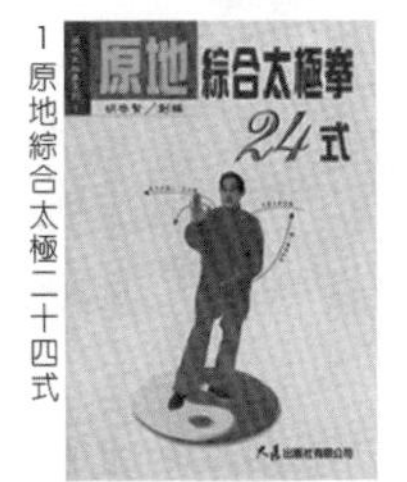

定價220元

2 原地活步太極四十二式

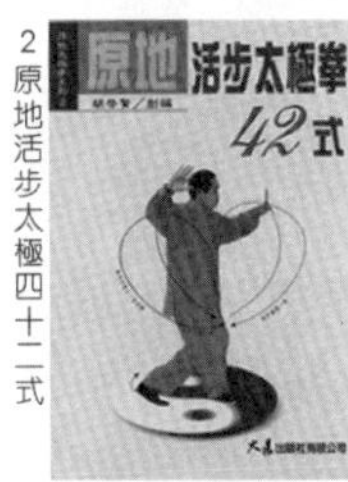

定價200元

3 原地簡化太極拳二十四式

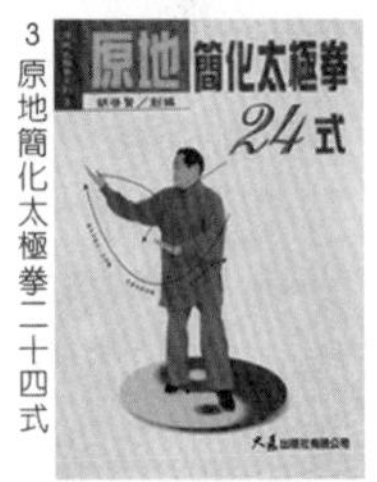

定價200元

4 原地太極拳十二式

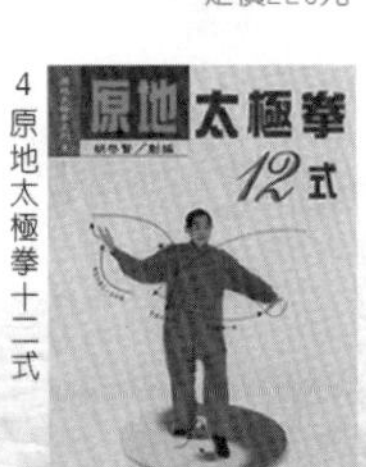

定價200元

5 原地青少年太極拳二十二式

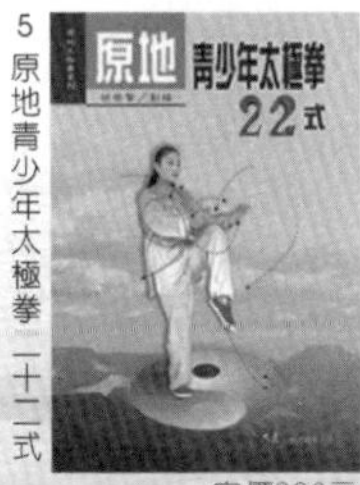

定價220元

6 原地兒童太極拳十捶十六式

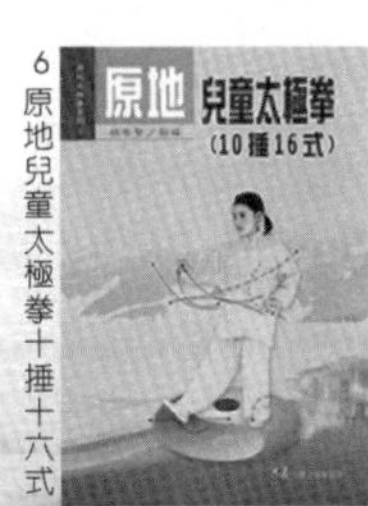

定價180元

健康加油站

1 糖尿病預防與治療

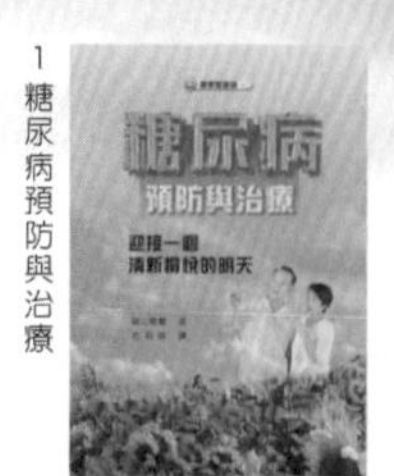

定價200元

2 胃部機能與強健

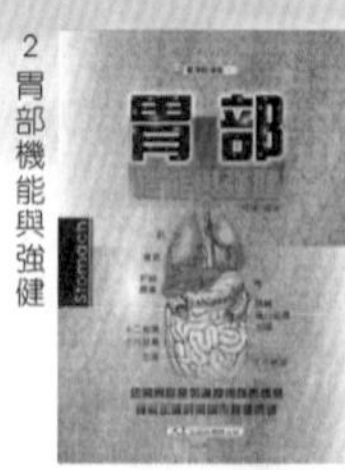

定價180元

3 不孕症治療

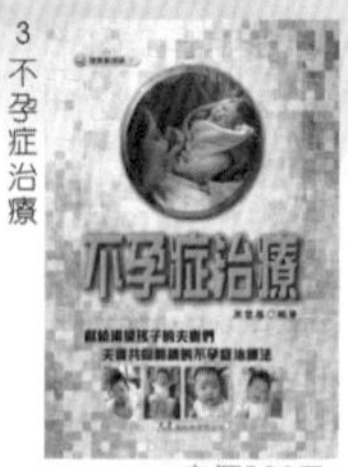

定價200元

4 簡易醫學急救法

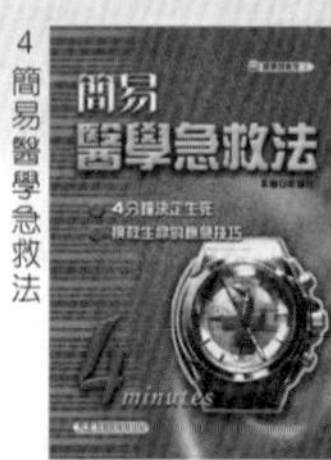

定價200元

5 肥胖健康診療

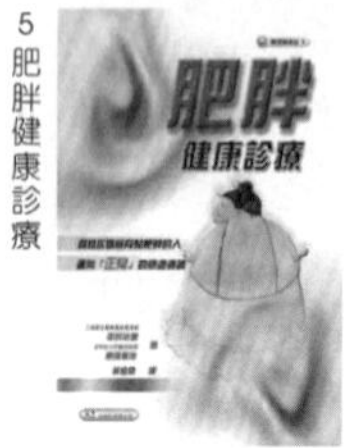

定價200元

6 肝功能健康診療

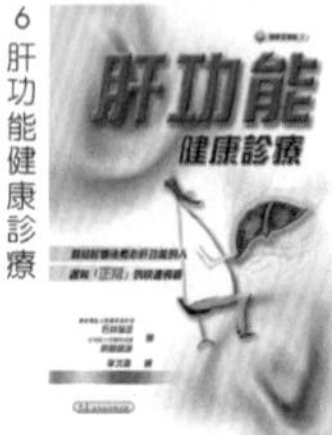

定價200元

7 高血壓健康診療

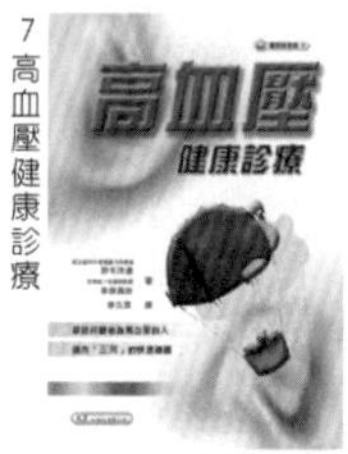

定價200元

8 高血糖值健康診療

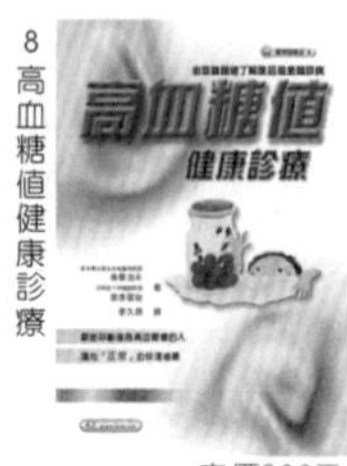

定價200元

9 尿酸值健康診療

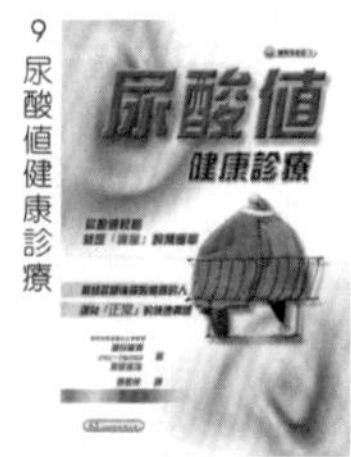

定價200元

10 膽固醇中性脂肪健康診療

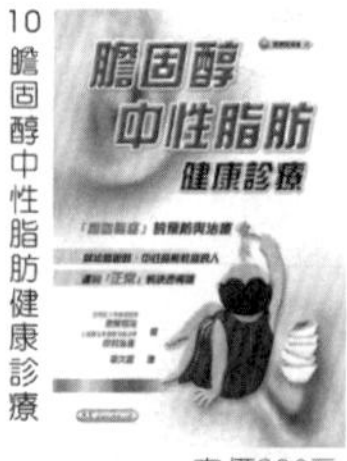

定價200元

11 痛風劇痛消除法

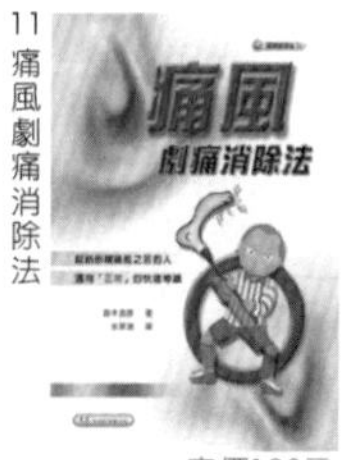

定價180元

12 三溫暖健康法

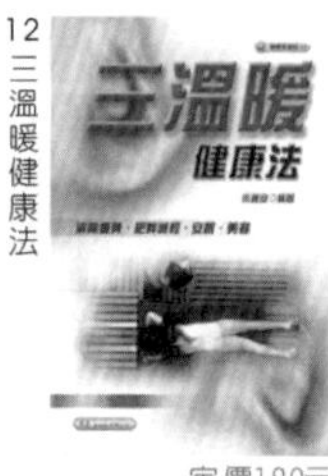

定價180元

13 手・腳病理按摩

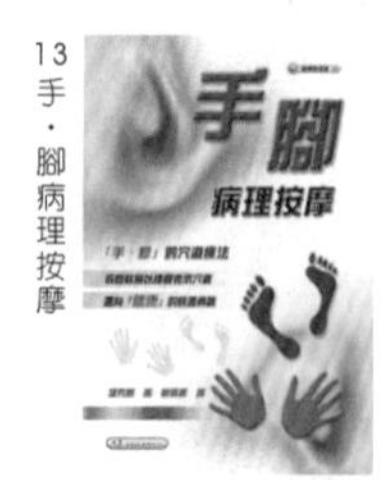

定價180元

14 B型肝炎預防與治療

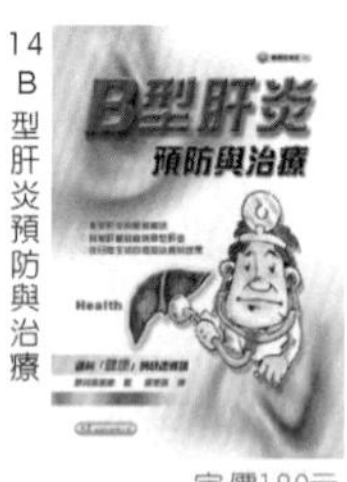

定價180元

15 吃得更漂亮、健康

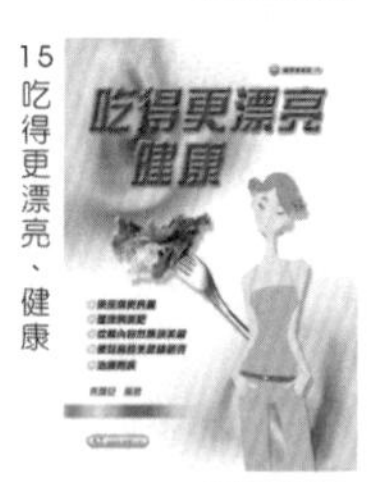

定價180元

16 茶使您更健康

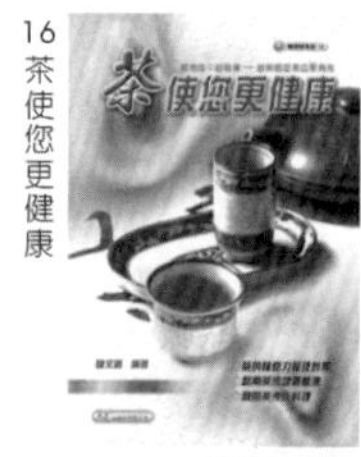

定價180元

17 圖解常見疾病運動療法

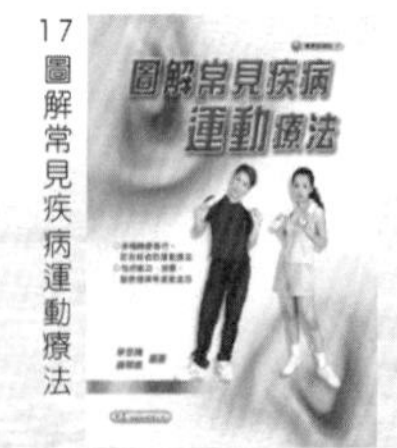

定價180元

18 科學健身改變亞健康

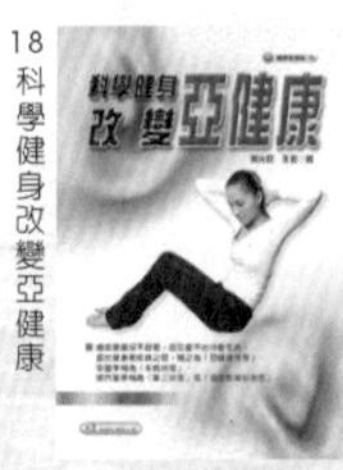

定價180元

19 簡易萬病自療保健

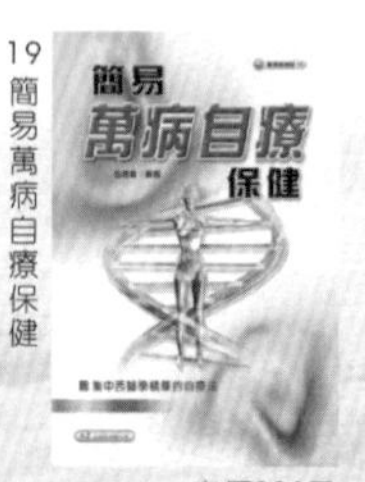

定價220元

20 王朝秘藥媚酒

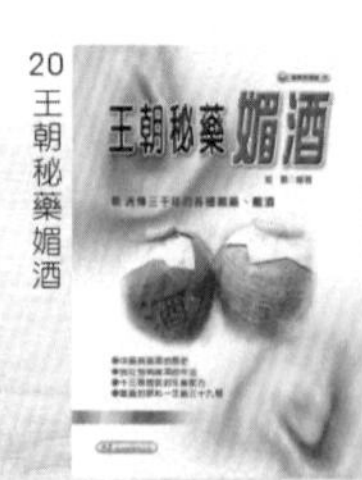

定價180元

運動精進叢書

1 怎樣跑得快

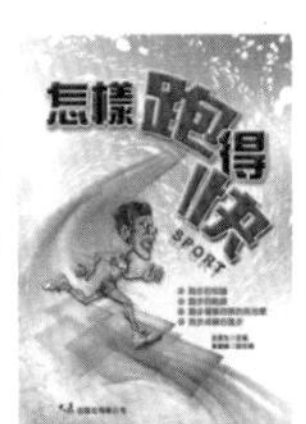

定價200元

2 怎樣投得遠

定價180元

3 怎樣跳得遠

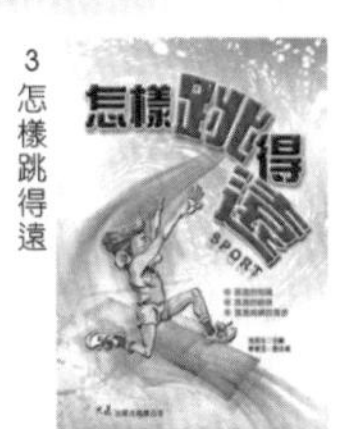

定價180元

4 怎樣跳的高

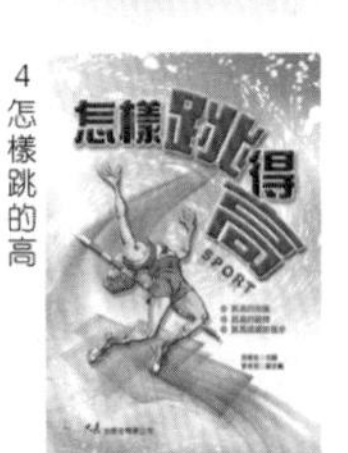

定價180元

5 高爾夫揮桿原理

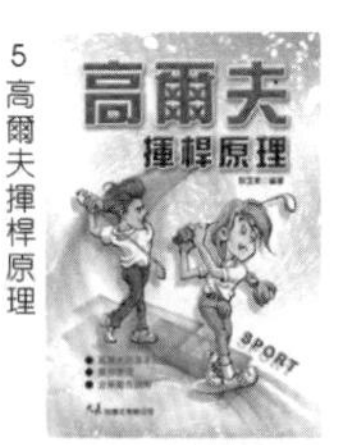

定價220元

6 網球技巧圖解

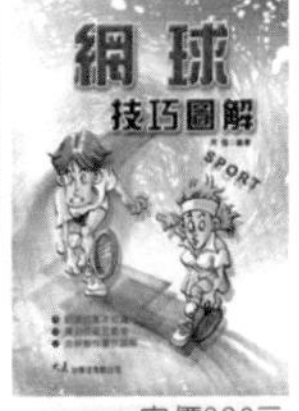

定價220元

7 排球技巧圖解

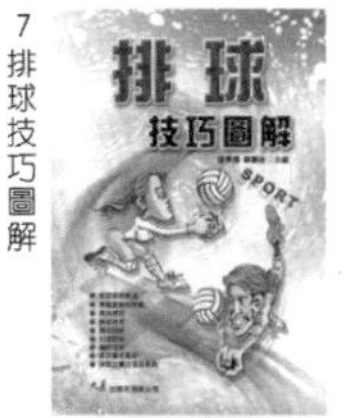

定價230元

8 沙灘排球技巧圖解

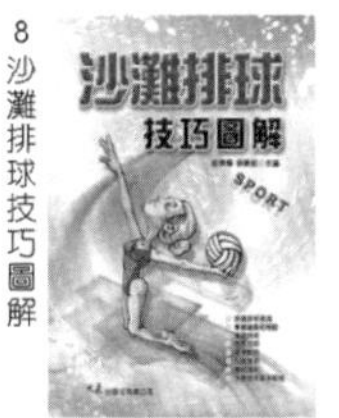

定價230元

9 撞球技巧圖解

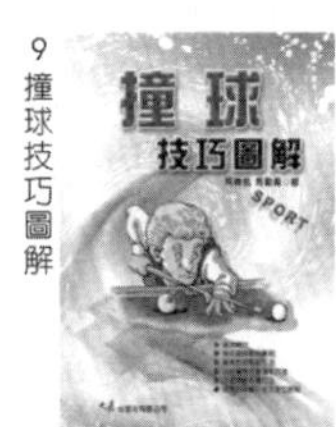

定價230元

10 籃球技巧圖解

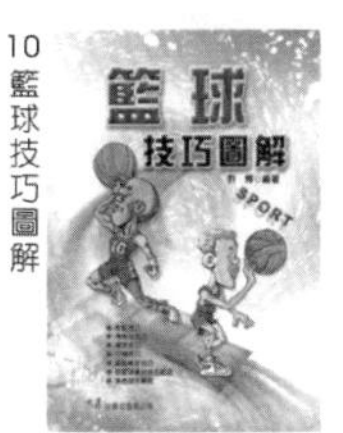

定價220元

11 足球技巧圖解

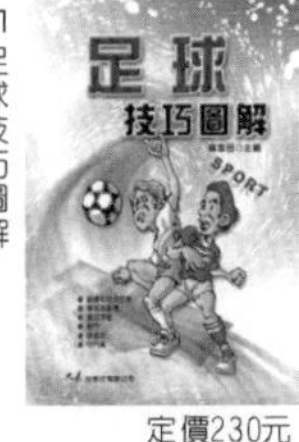

定價230元

12 羽毛球技巧圖解

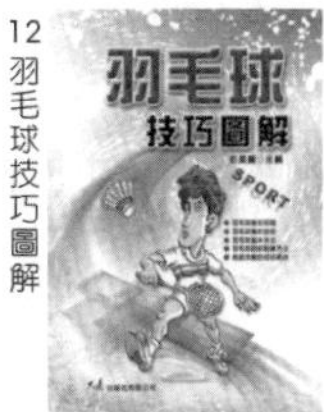

定價220元

13 乒乓球技巧圖解

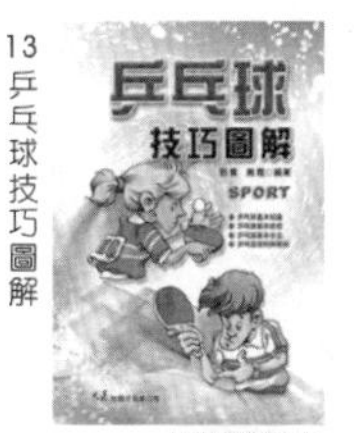

定價220元

14 曲線球與飛碟球

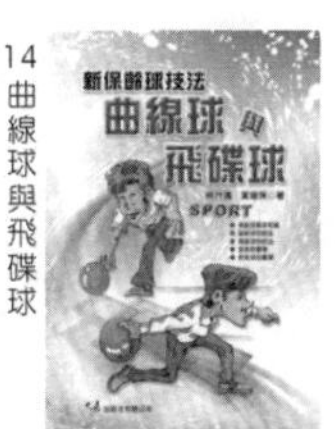

定價300元

15 街頭花式籃球

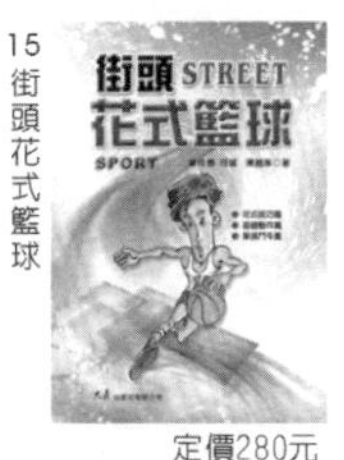

定價280元

16 精彩高爾夫

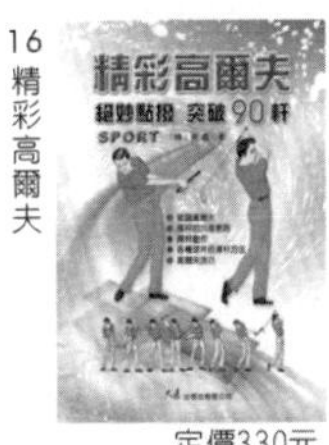

定價330元

17 巴西青少年足球訓練方法

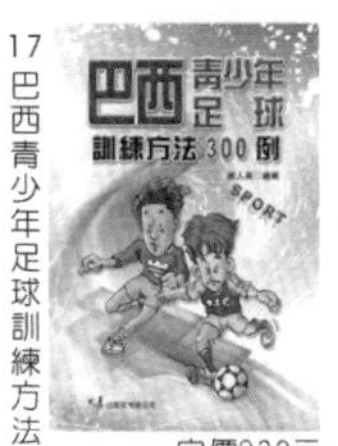

定價230元

快樂健美站

1 柔力健身球

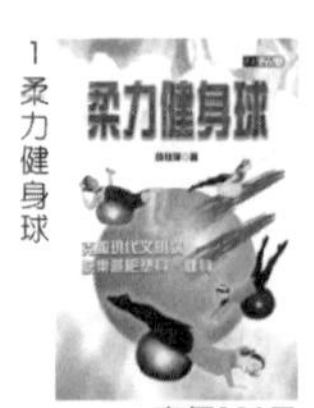

定價280元

2 自行車健康享瘦

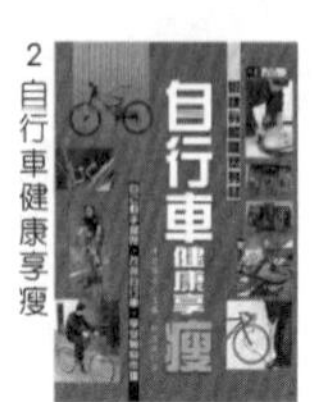

定價280元

3 跑步鍛鍊走路減肥

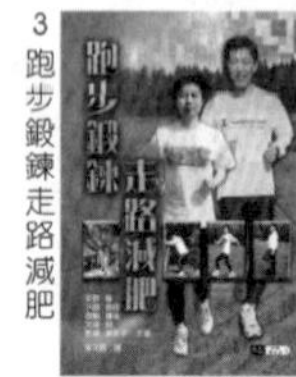

定價280元

4 創造健康的肌力訓練

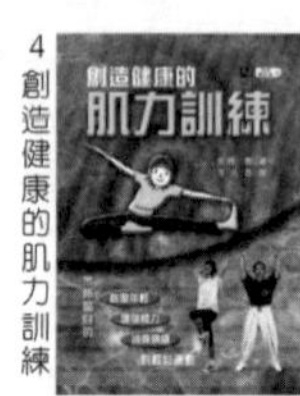

定價220元

5 舒適超級伸展體操

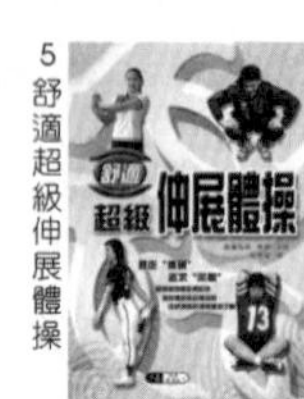

定價280元

6 水中有氧運動

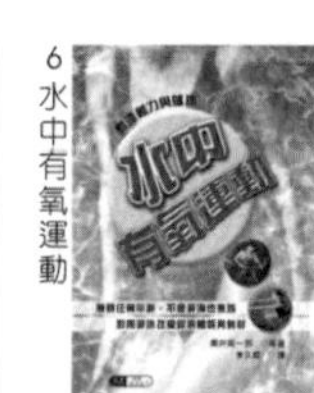

定價280元

7 雕塑完美身材

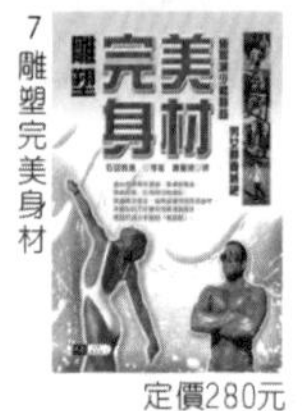

定價280元

8 創造超級兒童

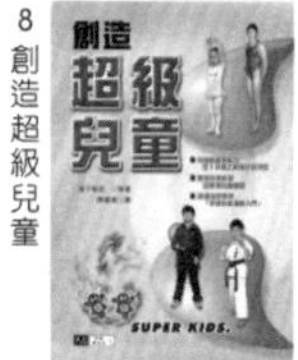

定價280元

9 使頭腦變聰明

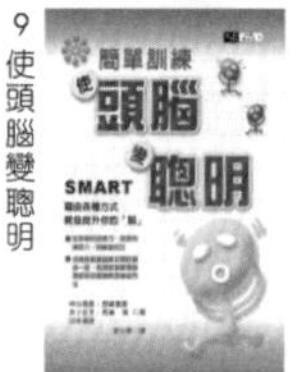

定價280元

10 防止老化的身體改造訓練

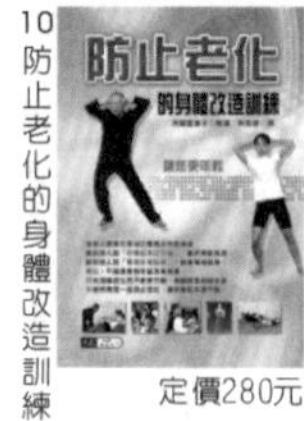

定價280元

11 三個月塑身計畫

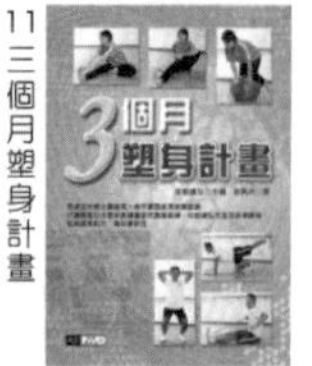

定價280元

12 懶人族瑜伽

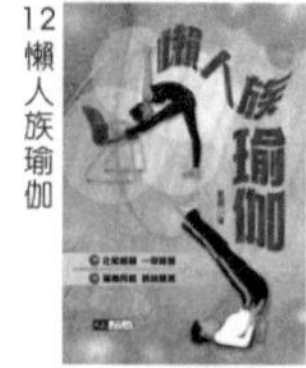

定價280元

13 忙裡偷閑練瑜伽基礎篇

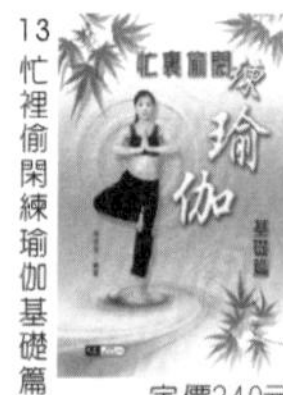

定價240元

14 忙裡偷閑練瑜伽祛病養生篇

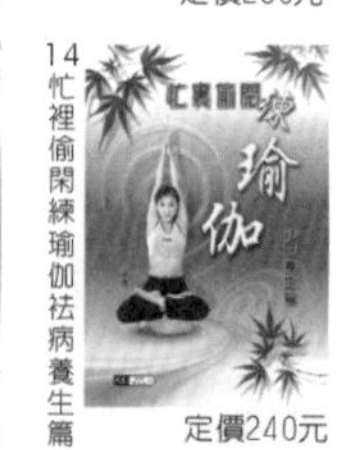

定價240元

15 健身跑激發身體的潛能

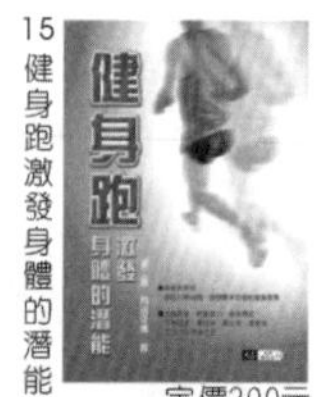

定價200元

16 中華鐵球健身操

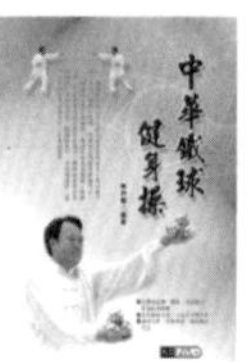

定價180元

17 彼拉提斯健身寶典

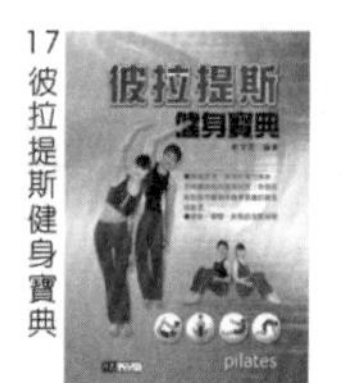

定價280元

18 全身保健操+VCD

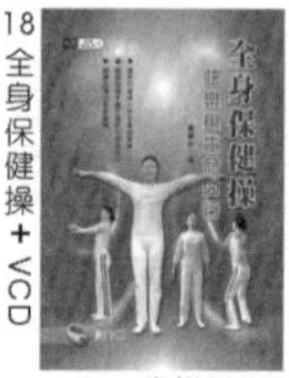

定價280元

19 瑜伽美姿美容

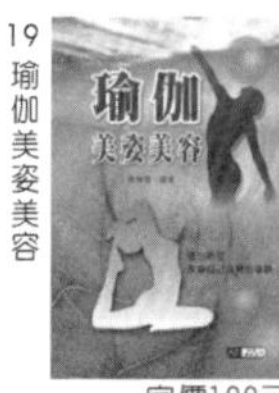

定價180元

20 豐胸做自信女人

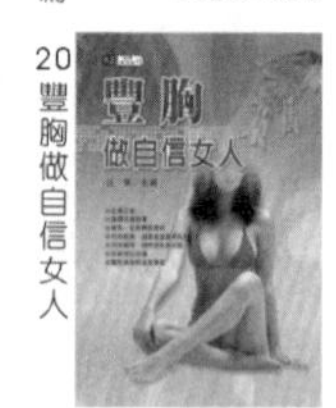

定價200元

21 輕鬆瑜伽治百病

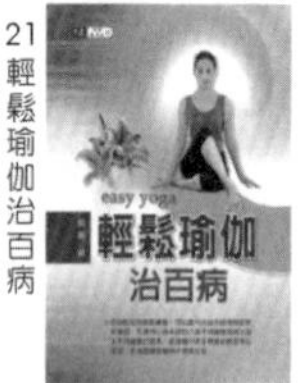

定價280元

常見病藥膳調養叢書

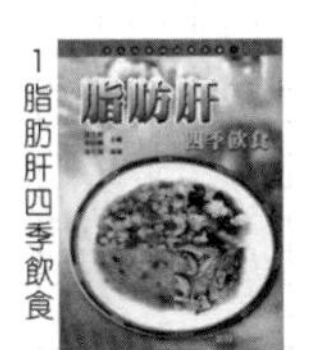
1 脂肪肝四季飲食 定價200元

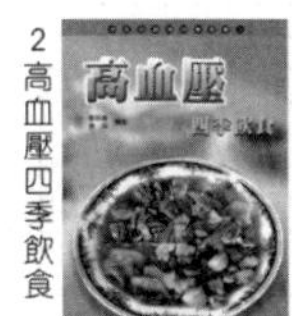
2 高血壓四季飲食 定價200元

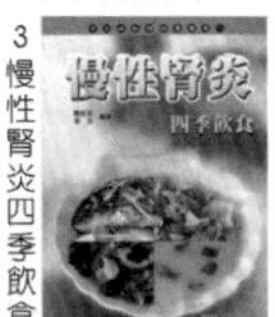
3 慢性腎炎四季飲食 定價200元

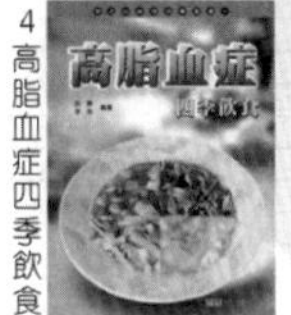
4 高脂血症四季飲食 定價200元

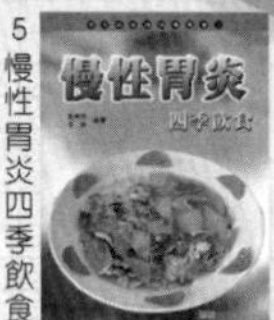
5 慢性胃炎四季飲食 定價200元

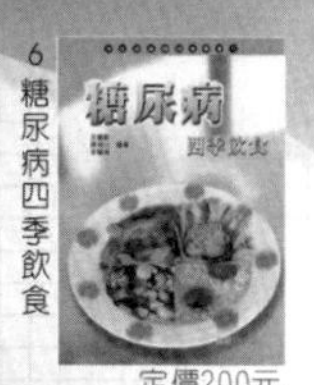
6 糖尿病四季飲食 定價200元

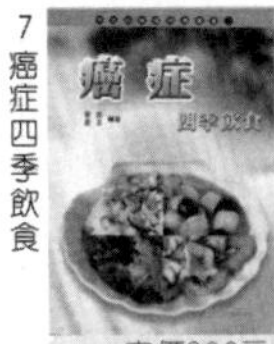
7 癌症四季飲食 定價200元

8 痛風四季飲食 定價200元

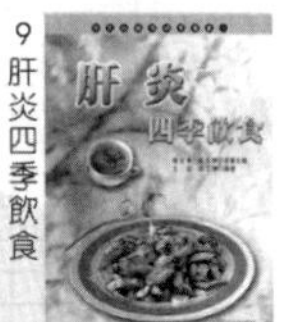
9 肝炎四季飲食 定價200元

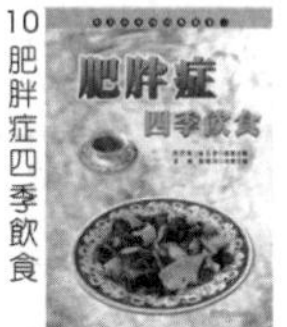
10 肥胖症四季飲食 定價200元

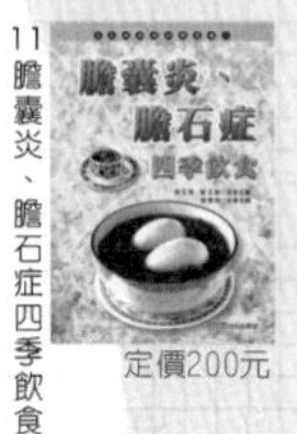
11 膽囊炎、膽石症四季飲食 定價200元

傳統民俗療法

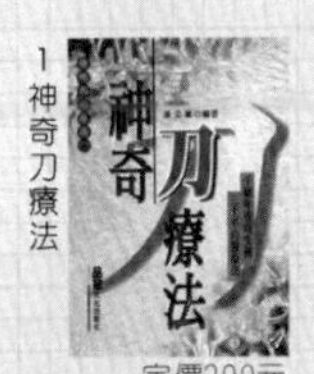
1 神奇刀療法 定價200元

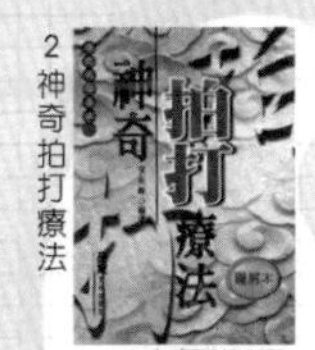
2 神奇拍打療法 定價200元

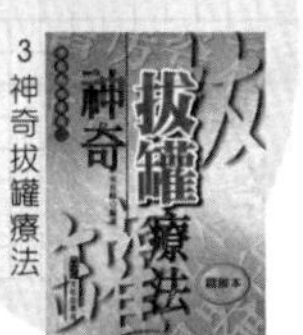
3 神奇拔罐療法 定價200元

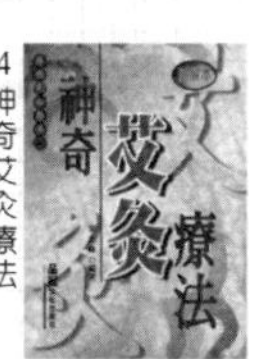
4 神奇艾灸療法 定價200元

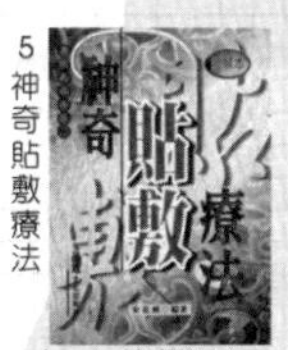
5 神奇貼敷療法 定價200元

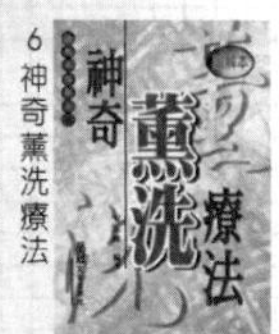
6 神奇薰洗療法 定價200元

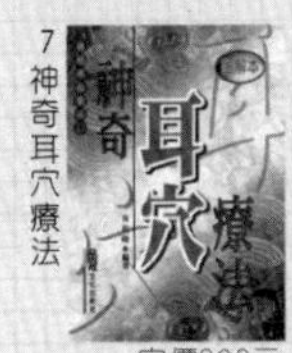
7 神奇耳穴療法 定價200元

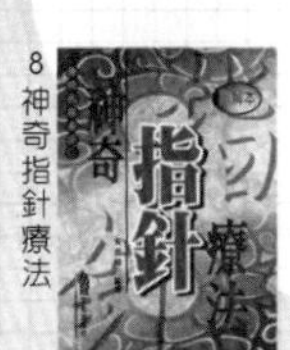
8 神奇指針療法 定價200元

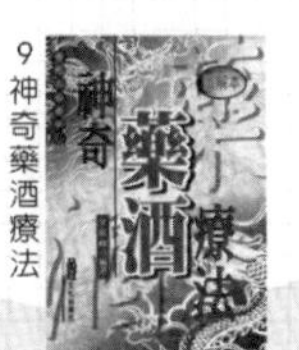
9 神奇藥酒療法 定價200元

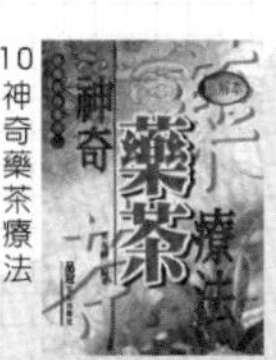
10 神奇藥茶療法 定價200元

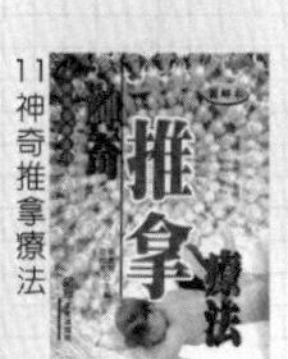
11 神奇推拿療法 定價200元

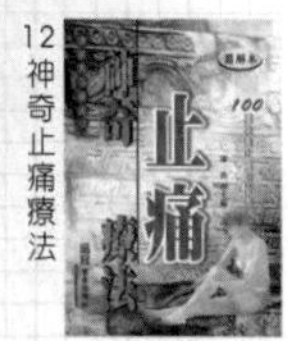
12 神奇止痛療法 定價200元

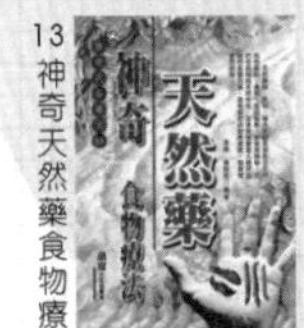
13 神奇天然藥食物療法 定價200元

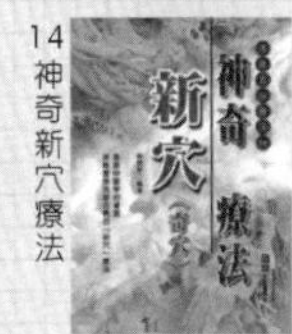
14 神奇新穴療法 定價200元

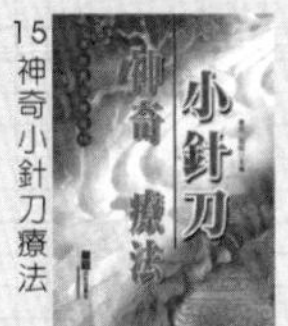
15 神奇小針刀療法 定價200元

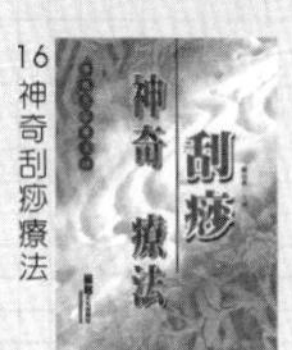
16 神奇刮痧療法 定價200元

品冠文化出版社

國家圖書館出版品預行編目資料

通靈功<1>養生袪病及入門功法／劉金勝　著
——初版，——臺北市，大展，2007〔民 96〕
面；21 公分，——（養生保健；35）
ISBN　978-957-468-547-9（平裝；附影音光碟）
1.氣功
411.12　　　96009542

【版權所有・翻印必究】

通靈功<1>養生袪病及入門功法

著　　者／劉 金 勝
發 行 人／蔡 森 明
出 版 者／大展出版社有限公司
社　　址／台北市北投區（石牌）致遠一路 2 段 12 巷 1 號
電　　話／（02）28236031・28236033・28233123
傳　　眞／（02）28272069
郵政劃撥／01669551
網　　址／www.dah-jaan.com.tw
E－mail／service@dah-jaan.com.tw
登 記 證／局版臺業字第 2171 號
承 印 者／高星印刷品行
裝　　訂／建鑫裝訂有限公司
排 版 者／弘益電腦排版有限公司
初版 1 刷／2007 年（民 96 年）7 月
ISBN　978-957-468-547-9　　　定　價／300 元

●本書若有破損、缺頁敬請寄回本社更換●

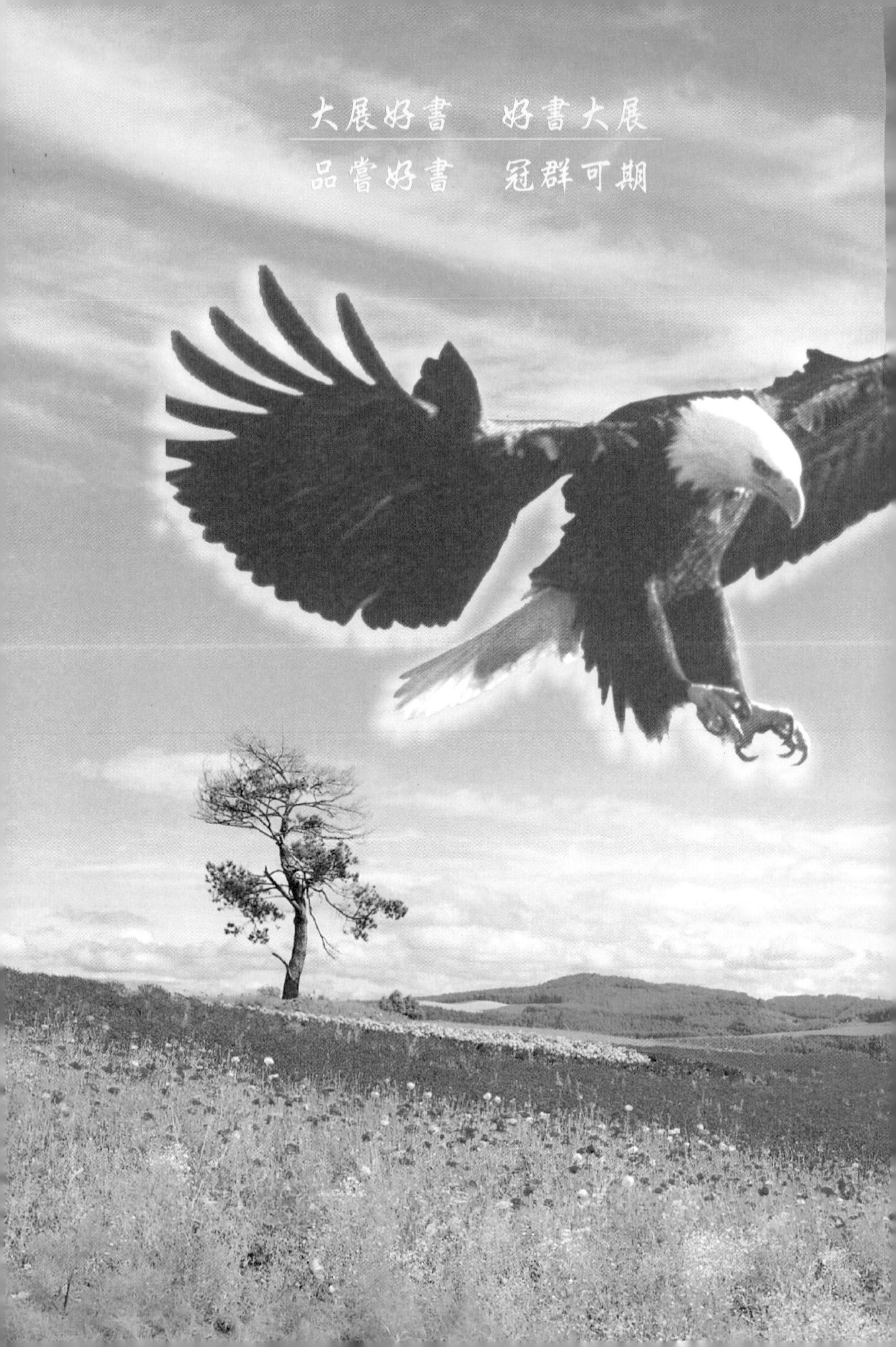
大展好書　好書大展
品嘗好書　冠群可期